W0325589

MUDRAS

Andrea Christiansen

MUDRAS

Finger-Yoga für mehr Wohlbefinden und Lebensfreude

südwest

Inhalt

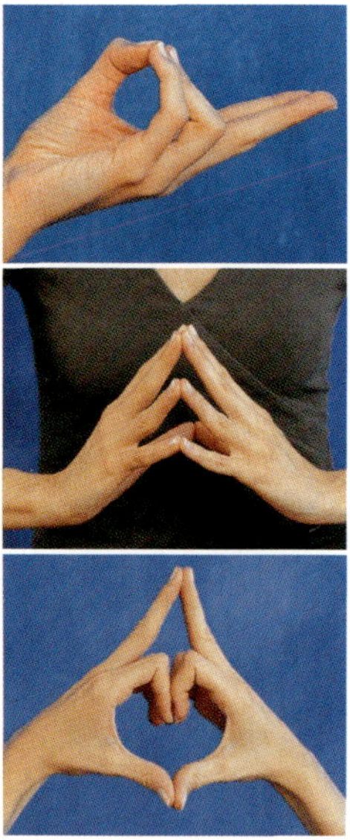

Oben: Pran-Mudra gegen Abgespanntheit, Mitte: Hakini-Mudra für einen tiefen Atem, Unten: Kalesvara-Mudra

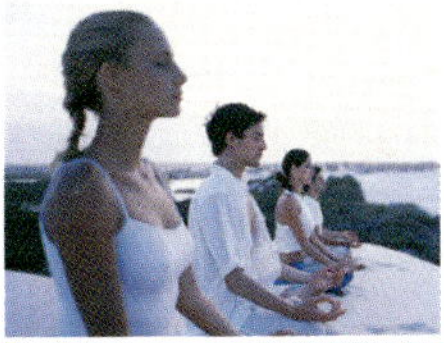

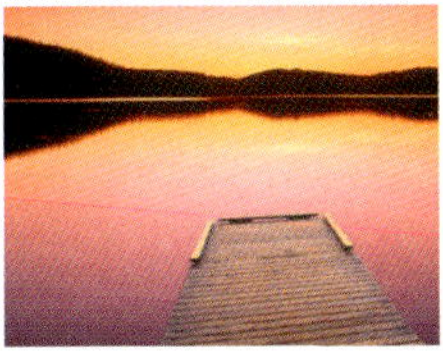

Mudras können gut meditationsunterstützend angewendet werden. Finden Sie dabei Ruhe und Entspannung.

Vorwort

Lieber Leser, liebe Leserin,

lange Zeit kannte ich Mudras nur aus der Meditation, bis ich durch die Schweizer Mudra-Expertin und Buchautorin Gertrud Hirschi darauf aufmerksam gemacht wurde, dass sich Mudras wunderbar und problemlos in den Alltag integrieren und zur Heilung von körperlichen Beschwerden und seelischen Belastungen einsetzen lassen.
Den ersten beeindruckenden Erfolg einer Behandlung mit Mudras hatte ich kurz darauf, als die Mukula-Mudra einen akuten und schmerzhaften Gallenstau bei einer meiner Patientinnen auflöste. Von nun an gab es keinen Tag ohne Mudras. Konnte ich nicht einschlafen, hielt ich eine Mudra, um den Geist zu beruhigen. Hatte ich einen Tag voller Termine und wenig Zeit für mich, nutzte ich kleine Pausen für eine kurze Mudra-Meditation und war wieder frisch und konzentriert.
Eine Zeit lang habe ich mit Kindern im Vor- und Grundschulalter gearbeitet. Dabei fiel mir auf, dass Kinder häufig ihre Hände miteinander in Berührung bringen. Sie wissen instinktiv, was ihnen gut tut, und bringen so ganz unbewusst durch die Haltung der Hände ihre Energien wieder in den richtigen Fluss. Sind sie zum Beispiel müde, kneten sie ihre Finger; suchen sie Geborgenheit und Ruhe, halten sie die Finger der einen Hand in der anderen. Auch Erwachsene halten unbewusst ihre Finger, wenn sie im Bus oder in der Bahn sitzen und ganz in Gedanken versunken sind.
Unsere Alltagswelt ist sehr hektisch. Häufig finden wir im Verlauf eines Tages keine Minute Zeit für Ruhe und Besinnung. Obwohl Mudras ihre volle Wirkung besser erreichen, wenn sie längere Zeit und in Ruhe gehalten werden, genügt schon eine kurze Fingerübung, um die Energien Ihres Körpers ein wenig zu harmonisieren, beispielsweise während Sie auf den Fahrstuhl warten.
Manchmal ist es genau dieser kleine Anstoß, der verhindert, dass aus einer Befindlichkeitsstörung eine Krankheit wird, wie ein Dominostein, der weitere in Bewegung setzt. Anstatt über Wartezeiten verärgert zu sein, betrachten Sie diese als Geschenke. Üben Sie eine Mudra, und machen Sie sich bewusst, dass diese Wartezeit eine Extrazeit ganz für Sie selbst ist.
In meiner Praxis empfehle ich häufig Mudras, um die aktive Beteiligung des Patienten an der

Heilung zu fördern. Wer bereit ist, sich selbst mehr Achtung und Aufmerksamkeit zu schenken, anstatt bei der kleinsten Störung sofort zur Tablette zu greifen, hat viel eher die Chance, wirklich und langfristig gesund zu sein.
Das Wunderbare an den Mudras ist, dass sie keinen großen Aufwand und keine schwierigen gymnastischen Übungen verlangen. Das bedeutet, dass auch Kranke und behinderte Menschen ganz in den Genuss ihrer Kräfte kommen können.
Wenn Sie sich komplexe Fingerhaltungen nicht gut merken können, seien Sie unbesorgt. Schon das Halten eines einzigen Fingers mit der anderen Hand bewirkt eine Besserung Ihres Befindens. Dafür brauchen Sie sich nur zu merken, welche Emotionen den Fingern zugeordnet werden:

- Der Daumen reguliert die Sorgen,
- der Zeigefinger mindert die Angst,
- der Mittelfinger lässt die Wut verrauchen,
- der Ringfinger tröstet die Trauer und
- der kleine Finger bremst den überzogenen Eifer.

So wie Eltern bei ihren Babys die Finger zu einer Mudra formen und halten können, ist es auch möglich, einen erwachsenen

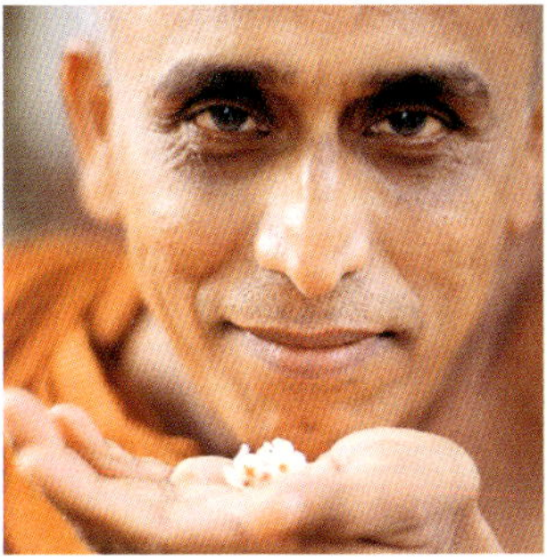

Mudras helfen Stress abzubauen und steigern das Wohlbefinden.

Menschen bei den Handübungen zu unterstützen, wenn er dies nicht mehr allein kann. Besonders schön ist es, eine Mudra mit dem Partner zu üben. Probieren Sie doch einmal gemeinsam die Mudra der Liebe: Legen Sie Ihre linke Hand auf die Mitte der Brust Ihres Partners. Er macht es genauso bei Ihnen. Dann verhaken Sie die kleinen Finger der rechten Hände miteinander zur Geste der Verbundenheit.
Schließen Sie die Augen, und stellen Sie sich vor, wie die Herzenergie zwischen Ihnen zu fließen beginnt.
Ist dies nicht ein wundervoller Einstieg in die Welt der Mudras? Ich wünsche Ihnen viel Freude dabei.

Ihre Andrea Christiansen

Mudras und Mudra-Yoga

Im eigentlichen Wortsinn heißt Mudra so viel wie Siegel oder Mysterium. Im Yoga versteht man darunter im Allgemeinen die Haltung oder Geste der Hände.
Durch die regelmäßige Ausübung der Mudras, z.B. während einer Meditation, werden bestimmte Bewusstseinszustände hervorgerufen, die uns ganzheitlich harmonisieren sollen. Die Wirkung beruht zum einen auf der traditionellen Anwendung bei bestimmten Beschwerden, vor allem aber auf der Veränderung des Energieflusses in den Händen durch das Verbinden, Beugen und Strecken bestimmter Finger.

Der Ursprung der Mudras

Woher die Mudras stammen, ist nicht vollständig geklärt, denn man findet Handstellungen und Übungen der Hände und Finger nicht nur in Asien, sondern in vielen Kulturen auf der ganzen Welt. In Indien haben Mudras eine lange religiöse Tradition. Für einige Gottheiten sind bestimmte Stellungen ihrer Hände derart charakteristisch, dass sie nicht nur durch ihre Körperhaltung, sondern im Wesentlichen durch die Mudras zu identifizieren sind.
Die wichtigen indischen Götter, Vishnu, Shiva und Brahma, werden stets in den für sie typischen meditativen Körperhaltungen und Mudras dargestellt. Dabei drücken die Mudras zusammen mit wenigen Bewegungen der Augen und der Finger die seelischen Beweggründe und Gefühle aus und verkörpern gleichzeitig die Macht und Fähigkeit der dargestellten Gottheit. Das bedeutet, dass der Gläubige durch die jeweilige Haltung des angebeteten Gottes auch erkennt, ob dieser ihm mit den richtigen Qualitäten zur Seite stehen kann.
Ausgrabungen belegen, dass der indische Tempeltanz, bei dem Mudras von großer Bedeutung waren, schon vor 5000 Jahren ausgeübt wurde.
Die meisten Forscher sehen die Grundlage des Tempeltanzes in mimischen Tänzen, die bei religiösen Festen zu Ehren Shivas und Krishnas getanzt wurden. Vorstellbar ist auch, dass die Urvölker, die noch die Fähigkeit besaßen, die feinen Schwingungen des menschlichen Körpers wahrzunehmen, unabhängig voneinander die Heilwirkung bestimmter Handgesten entdeckten. Da es andererseits schon in frühester Zeit Wanderungen gab, beispielsweise von Asien nach Nordamerika, ist es auch möglich, dass die

Die zentralen indischen Gottheiten

- Brahma ist der Gott der Schöpfung. Er hat alles Leben auf der Erde erschaffen und dem Leben seinen Fluss, seine harmonischen Verbindungen gegeben. Er hat auch die Lehren erschaffen, aus denen die Kunst des Yoga hervorgegangen ist.
- Shiva ist der Gott der Zerstörung und der Erneuerung. Er nimmt das Leben und den Lebensfunken, also den Geist. Sein Symbol, der Lingam – Phallus –, zeigt aber auch seine Bedeutung als Erschaffer neuen Lebens. Shiva soll der Begründer des Tempeltanzes sein, welcher die Menschen von ihren irdischen Fesseln befreien sollte.
- Vishnu ist der Gott des Ausgleichs und der Ordnung. Seine Kräfte wirken lebenserhaltend und harmonisierend.

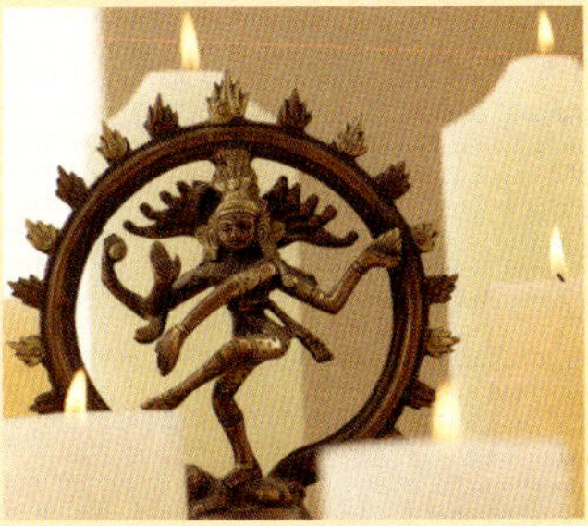

Shiva Nataraja, der König des Tanzes, tanzt die Welt.

Heilkundigen der damaligen Zeit ihr Wissen mitnahmen und in ihrem neuen Lebenskreis weiterverbreiteten.
Tatsächlich sind Mudras in allen Religionen feste Bestandteile religiöser Handlungen: Die Christen halten die Hände in Brusthöhe zum Gebet gefaltet – Atmanjali-Mudra –, in anderen Religionen werden die Arme in die Höhe gehalten, um Gott anzurufen, oder es wird in die Hände geklatscht, um böse Geister zu verjagen.

Mudra-Handstellungen im Yoga

Im Yoga werden zahlreiche Mudras mit den Händen geformt, beispielsweise die Chin-Mudra (Seite 30) oder die Apan-Mudra (Seite 44). Man sagt den Handstellungen sogar eine noch größere Wirkung nach als den Asanas – den Körperstellungen – und Pranayama – der Atmung. Einige Mudras unterstützen das Bewusstmachen unwillkürlicher

Körpervorgänge, die wir dadurch unter Kontrolle bringen können. So kann das Prana – die Vital- oder Lebensenergie – in unsere bewusste Wahrnehmung gebracht werden, sodass wir es zur Selbstheilung und zur Heilung anderer einsetzen können.
Bekannt sind auch Yogis, die sich nur von Wasser und Prana ernähren – in diesen Fällen spricht man von »Lichtnahrung«. Sie setzen bestimmte Mudras zur Stärkung des Körpers ein.
Obwohl die Mudras aus dem spirituellen Bereich stammen, haben sie positive Auswirkungen auf unseren Körper und unsere Psyche.

Mudra-Yoga

Die Kunst des Yoga ist über 5000 Jahre alt und stammt aus Indien. Die ersten schriftlichen Aufzeichnungen zu Yogaübungen wurden vor etwa 2500 Jahren angefertigt. Im Yoga wird zwischen zwei großen Gruppen unterschieden: dem Hatha-Yoga mit seinen Körperstellungen – den Asanas – und verschiedenen meditativen Yogaformen, deren vorrangiges Ziel es ist, die Einheit von Körper, Geist und Seele herzustellen, beziehungsweise – wie beim Kundalini-Yoga – die in uns wohnende Kundalini-Energie zu wecken, die dann vom unteren Ende unserer Wirbelsäule aufsteigt, um sich im Scheitelzentrum mit der kosmischen Energie zu vereinen.

Durch Yoga die Gesundheit stärken

Yogaübungen sind von großem allgemeinem Nutzen für die Gesundheit des Körpers. Sie regulieren die Funktion der endokrinen Drüsen, die dafür sorgen, dass die richtige Art und Menge der verschieden Drüsenhormone produziert wird. Die Hormone haben maßgebliche Auswirkungen auf das körperliche und psychische Wohlbefinden – was vor allem Menschen mit Erkrankungen der Schilddrüse und Frauen in den Wechseljahren auf unangenehme Weise bewusst wird. Bei Fehlsteuerungen der Hormonproduktion kann es zu Hitzewallungen, Verwirrung, Gedächtnisstörungen und großen Angstzuständen sowie Depressionen bis hin zum Selbstmord kommen. Die körperlichen Leiden sind ebenso vielfältig und reichen von verminderter Knochendichte bis zu Beeinträchtigungen der Organfunktionen.

Mudras – Yogaübungen mit den Händen

Im Allgemeinen denkt man bei Yogaübungen an Asanas, was übersetzt »eine Stellung, die bequem, ausgeglichen und standfest

ist« bedeutet. Die Übungen, die ich Ihnen in diesem Buch empfehlen möchte, sind einfacher als die Asanas und benötigen wenig Zeit und Raum. Wir werden uns überwiegend mit Mudras beschäftigen, dem Mini-Yoga.
Mudras sind voll wirksame Yogaübungen, die ganz einfach mit den Händen ausgeführt werden. Die Hände können – genauso wie die Füße – in reflektorische Zonen eingeteilt werden, die bestimmten Körperbereichen und Organen zugeordnet werden. Durch sanfte Druckmassage bestimmter Handpartien können Beschwerden, etwa Kopf- oder Rückenschmerzen, gelindert und die Funktionen der Organe angeregt und ausgeglichen werden. Außerdem fördert eine Handmassage die Entspannung des gesamten Körpers und steigert damit das allgemeine Wohlbefinden.

Ayurveda – Wissen vom Leben

Auch im indischen Ayurveda, das vor mehr als 4000 Jahren entstand, wird der Energie der Hände Bedeutung beigemessen. Ayurveda bedeutet übersetzt »Wissen vom Leben«. Viel von diesem ursprünglichen Wissen ging über die Jahrtausende verloren, doch ist heute bekannt, dass auch die chinesische Akupunkturlehre ihren Ursprung in den Grundlehren des Ayurveda hat.
Sowohl die Inder als auch die Chinesen betrachten jede Krankheit als Disharmonie der Energieflüsse im Körper. Sie fanden auch

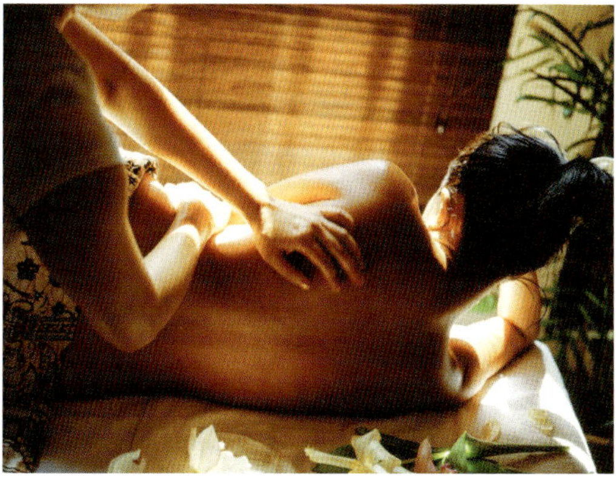

Die Energie der Hände ist im Ayurveda von großer Bedeutung.

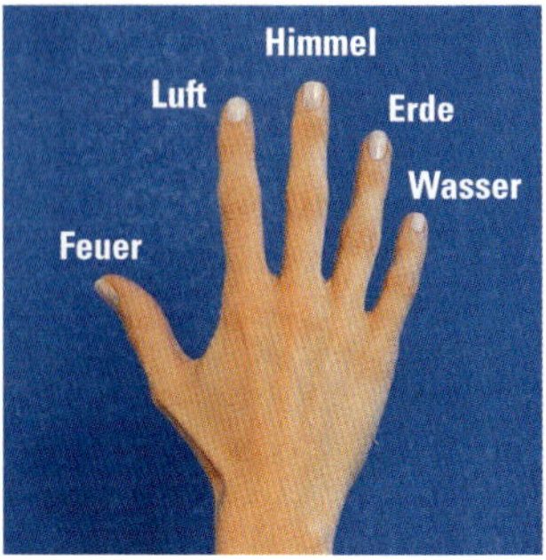

Die ayurvedische Medizin ordnet den Fingern verschiedene Elemente zu.

heraus, dass es das Bewusstsein ist, durch welches Krankheit entsteht. Wird das Bewusstsein jedoch harmonisiert und der Energiefluss wieder in sein natürliches Gleichgewicht gebracht, kann Heilung geschehen.

Ähnlich wie in der chinesischen Medizin kennt man auch im Ayurveda eine Elementelehre. Der indische Heiler und Mudra-Forscher Keshav Dev fand heraus, dass das Element, welches dem Finger entspricht, je nach Art der Berührung mit dem Daumen entweder gestärkt oder reduziert wird. Berührt beispielsweise der Daumen die Spitze des kleinen Fingers, führt das dazu, dass dem Körper, sollte ein Wassermangel vorliegen, Wasser zurückgegeben wird. Fehlt das Element Wasser im Körper, haben wir einen trockenen Mund, rote, trockene Augen, eine trockene Haut und Konzentrationsprobleme; auch die Nierenfunktion ist gestört, der Geschmackssinn vermindert.

Den Fingern der Hand sind im Ayurveda die Elemente wie folgt zugeordnet:

- Kleiner Finger – Wasser
- Ringfinger – Erde
- Mittelfinger – Himmel/ Feinstofflichkeit
- Zeigefinger – Luft
- Daumen – Feuer

Die Meridiane – Energiebahnen des Körpers

Bei der Zuordnung der Elemente nach chinesischer Lehre wird Bezug genommen auf den Verlauf der Meridiane, der Energiebahnen des Körpers. In ihnen fließt das Qi, die Lebenskraft. Die Meridiane der Hände sind mit den inneren Organen verbunden.

Die Meridiane der Hände

Die Meridiane der Hände sind nach Yin und Yang unterteilt und haben ihre Anfangs- oder Endpunkte in den Fingern:

- Lungen-Meridian (Daumen/Yin) – Metall
- Dickdarm-Meridian (Zeigefinger/Yang) – Metall
- Pericard-Meridian (Mittelfinger/Yin) – Feuer

- Dreifacher-Erwärmer-Meridian (Ringfinger/Yang) – Feuer
- Dünndarm-Meridian (Kleiner Finger/Yang) – Feuer

Das Qi wieder in den Fluss bringen

Die Yang-Meridiane treffen im Kopf zusammen, die Yin-Meridiane im Bauch. Das Blut und das Qi beginnen ihren Fluss im Lungenmeridian und durchlaufen den Körper in einer festen Yin-Yang-Reihenfolge. Ein Qi-Stau in einem der Meridiane hat folglich Auswirkungen auf alle anderen Meridiane und die damit im Zusammenhang stehenden Organe. Mudra-Yoga führt dazu, dass die Qi-Staus beseitigt werden und unser Wohlbefinden wieder hergestellt ist.

Die Chakren

Chakren sind die Knotenpunkte, die unsere Energiebahnen miteinander verbinden. Diese Energiebahnen kennen wir auch aus der chinesischen Medizin als »Meri-

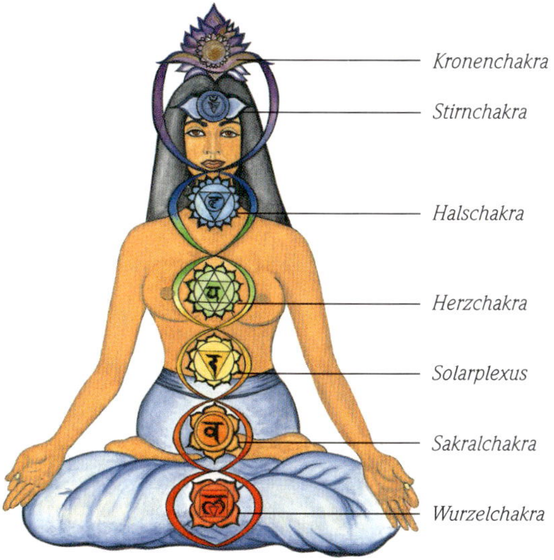

Die Energien der sieben Chakren beeinflussen sowohl unsere Organ- und Drüsenfunktionen als auch unsere Gefühle und Gedanken.

diane«. Der Begriff Chakra beideutet in Sanskrit so viel wie Wirbel oder Räder.
Man unterscheidet sieben Hauptchakren, die in etwa der Lage der endokrinen Drüsen zugeordnet und mit den Energiebahnen entlang der Wirbelsäule verbunden sind. Dabei ist jedes Chakra konkreten körperlichen und seelischen Aspekten zugeordnet. Über die Hauptchakren hinaus gibt es so genannte Nebenchakren: in den Beugen, auf den Handflächen und unterhalb der Fußsohlen.
Da wir unsere Energien durch den modernen, rastlosen Lebensstil nicht gleichmäßig nutzen, geraten auch unsere Chakren oft aus dem Gleichgewicht. Dadurch wird der Energiefluss des Körpers nachhaltig gestört. Die Chinesen kennen diese Zusammenhänge seit Jahrtausenden. Sie bedienen sich dieses Wissens erfolgreich in der Akupunktur, um den Energiefluss der Chakren auszugleichen. Auch Yoga- und Atemübungen können die Energie in den Chakren anregen bzw. harmonisieren und damit heilsam auf Körper, Seele und Geist wirken.

Die Mudras der Chakren

Die Mudras, die wir in der Meditation und für die Heilung körperlicher Leiden anwenden, haben auch einen Einfluss auf unsere Chakren, die Energiezentren in unserem Körper.
Wir nutzen dabei die Prithivi-Mudra (Seite 51) und die Pran-Mudra (Seite 28) für das Wurzelchakra, die Rudra-Mudra (Seite 64) für das Sakralchakra, die Dhyani-Mudra (Seite 67) für den Solarplexus, die Ganesha-Mudra (Seite 53) für das Herzchakra, die Shankh-Mudra (Seite 79) für das Halschakra, die Jnana-Mudra (Seite 30) für das Stirnchakra und die Sahasrara-Mudra für das Kronenchakra. Für letztere Mudra legen Sie die linke Hand in die rechte, die Daumen berühren sich. Führen Sie die Hände wie eine Krone über den Kopf. Die geschlossenen Augen richten sich zur Nasenwurzel.

Die Haupt- und Nebenchakren im Körper

Durch die Anwendung der Mudras entwickeln Sie ein Gespür für die Chakren und ihre feinstofflichen Bedürfnisse. Wenn Sie einen guten Kontakt zu Ihren unteren drei Chakren hergestellt haben (siehe Abbildung Seite 13) und diese rein und ausgeglichen funktionieren, können Sie sich den oberen Chakren zuwenden. Eine Unausgeglichenheit in der Funktion unserer Energiezentren hat einen negativen Einfluss auf unsere endokrinen Drüsen. Dies

Zuordnung der Chakren zu den Fingern

- Daumen – Solarplexus
- Zeigefinger – Herzchakra
- Mittelfinger – Halschakra
- Ringfinger – Wurzelchakra
- Kleiner Finger – Sakralchakra

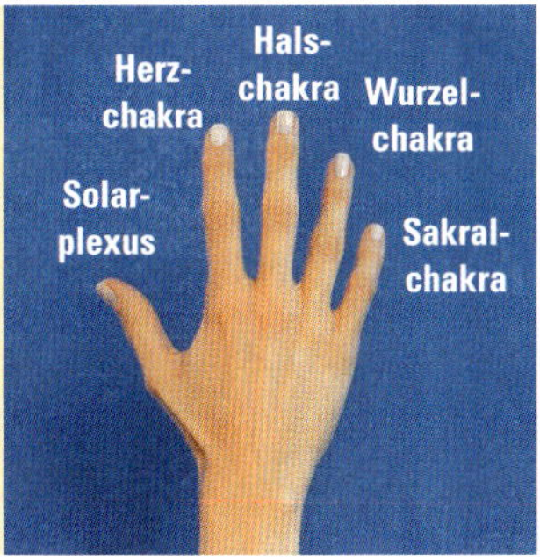

wiederum hat Krankheit zur Folge. Die Mudras unterstützen also die Funktion der Chakren, indem sie den Energiefluss ausgleichen.

Krankheit, Gesundheit und Psychosomatik

Unsere moderne Zeit ist voller Hektik. Wir nehmen uns zu wenig Zeit für besinnliche und ruhige Stunden. Einfach abzuschalten und den Tag Tag sein zu lassen würde unsere »inneren Akkus« wieder aufladen und unser Wohlbefinden unterstützen.
Obendrein nimmt uns die moderne Medizin die Verantwortung für unsere Gesundheit zu einem großen Teil ab: Gegen fast jede Störung steht uns eine Vielzahl von Medikamenten zur Verfügung. Dabei ist es, wenn wir bewusster mit uns umgehen, gar nicht notwendig, bei jedem Wehwehchen gleich eine Apotheke aufzusuchen und etwas einzunehmen.

Körper und Seele als Einheit sehen

Unser Körper möchte in seinen Selbstheilungskräften unterstützt werden. Durch die übereilte Einnahme von Medikamenten berauben wir uns der Möglichkeit, die Sprache unseres Körpers zu verstehen und eine positive Veränderung herbeizuführen – selbstbewusst und eigenverantwortlich. Die möglichen Nebenwirkungen der Medikamente verwischen die Symptome. Die Sprache des Körpers wird undeutlich.
Wenn wir jedoch verstehen, dass die äußeren Einflüsse in unserem Leben – sei es Stress im Beruf, eine problematische Familiensituation, die Mehrfachbelastung von

allein erziehenden Müttern und Vätern oder ähnliches – starke Reaktionen in Körper, Geist und Seele verursachen, ist dies schon der erste Ansatz zu einem neuen Bewusstsein.
Wir betrachten Körper und Seele als zwei getrennte Aspekte, die zwar beide für unser Dasein zuständig sind, deren Einheit wir aber häufig nicht sehen. Haben wir Magenschmerzen, greifen wir zur Tablette. Nach dem Grund, weswegen die Magenschmerzen entstanden sind, fragen wir nicht. Nutzen Sie die Fähigkeiten Ihres Körpers. Lernen Sie seine Sprache zu verstehen. »Mir liegt etwas schwer im Magen« – dieser Satz sagt bereits eine Menge über den Ursprung des Magendrückens aus. Wenn Sie weiter darüber nachdenken, fällt Ihnen sicher auch die Situation ein, die so belastend für Sie ist. Und haben Sie sich damit erst einmal auseinandergesetzt, verschwinden meist auch die Beschwerden.

Die Signale des Körpers beachten

Unser Körper zeigt uns, wenn wir ängstlich oder erregt sind oder wenn uns irgendetwas ärgert. Nur achten wir in der Hektik unseres Tages meistens nicht darauf. Schnell sind die kleinen Signale wieder vergessen. Auch wenn sie sich häufen und die Beschwerden zunehmen, ignorieren wir sie so lange, wie es für uns bequem ist. Auf dieser Bequemlichkeit ruhen wir uns so lange aus, bis wir mitten in einer ausgewachsenen Krankheit stecken. Dann erwarten wir von unserem Arzt oder Heilpraktiker, dass er uns von dem Leiden befreit, ganz so, als wären wir eine Maschine, die repariert werden muss. So wird es in den Begriffen der heutigen Medizin auch deutlich: Wir gehen zum Gesundheits-Check-up, wir lassen unsere Organfunktionen überprüfen, wir bekommen eine Liste der Dinge, die gemacht wer-

Mudras helfen, wichtige Lernziele des Yoga zu erreichen

- Beseitigung von Krankheiten und Beschwerden
- Kontrolle der biologischen Vorgänge des Körpers
- Mehr Vitalität und folglich ein längeres Leben
- Schaffung einer soliden Gesundheit
- Emotionales und seelisches Gleichgewicht
- Besseres Sozialverhalten gegenüber den Mitmenschen

den müssen, so als wären wir ein Auto, das zum TÜV gebracht wird. Ein regelmäßiger Checkup bringt uns sogar Bonuspunkte bei der Krankenversicherung.
Doch wo bleiben wir Menschen als Ganzes? Ist es nicht so, dass sich bald nach der »Reparatur« eines erkrankten Organs neue Beschwerden melden? Zeigt uns dies nicht ganz deutlich, dass der Körper sich nun ein anderes Mittel gewählt hat, um seine Bedürfnisse mitzuteilen?

Innere und äußere Haltung spiegeln sich

Hier wäre es nun wichtig, die innere Haltung, Gedanken und Gefühle zu überprüfen, um der Ursache der Krankheit auf die Spur zu kommen. Wenn wir in unserem Denk- und Verhaltensmuster verharren, wird auch unser Körper steif werden. Wir entwickeln Muskelverspannungen und Haltungsschäden.
Die Haltung der Wirbelsäule und die innere Haltung eines Menschen sind besonders deutlich in ihrem Zusammenhang zu erkennen. Ein Mensch hat »runde Schultern«, weil er Problemen aus dem Weg geht und stets den Weg des geringsten Widerstandes nimmt. Gebeugte Schultern mit Schmerzen zeugen von zu vielen Lasten, die jemand in seinem Leben zu tragen hat. Ein steifes Kreuz und Schmerzen in den Knien zeigen Unbeugsamkeit an. Es gibt auch erstaunliche Heilerfolge bei Kurz- und Weitsichtigkeit, wenn der betroffene Patient herausfindet, was er nicht sehen will. In einem Fall wagt er nicht weiter in sein Leben hineinzusehen, im anderen Fall übersieht er das Naheliegende, in dem er ausschließlich die Ferne deutlich zu sehen vermag.
Die Verfestigung in unserem Körper sorgt für eine weitere Verfestigung in unserer seelischen Haltung. Wir sind »aus dem Fluss«, werden zunehmend in unseren Reaktionsmustern gefangen. Wir landen also in einem Kreislauf von Aktion und Reaktion, der weder unserer körperlichen noch unserer seelischen Gesundheit zuträglich ist.

Was ist Gesundheit?

Wenn Krankheit bedeutet, dass etwas mit uns nicht in Ordnung ist, dass uns also die Seele über das Medium unseres Körpers eine wichtige Botschaft übermittelt, die uns anregen soll, etwas in unserem Leben zu verändern, dann wäre Gesundheit das Gegenteil davon – also die Abwesenheit von Symptomen, die wir als Sprache der Seele betrachten. Doch ist das wirklich erstrebenswert?

Welche Möglichkeiten hätten wir, seelisch zu reifen und etwas zu lernen, das unser Leben bereichert und erweitert, wenn wir nie irgendwelche Symptome hätten, die uns auf die Chance zum Lernen aufmerksam machten? Krankheit ist dementsprechend kein Feind, der uns von außen überfällt, um uns Böses anzutun und uns zu zerstören, sondern vielmehr eine Chance, zu wachsen und zu reifen.
Eltern wissen, dass Kinder nach dem Durchleben einer Kinderkrankheit in ihrer Entwicklung einen Schritt vorangekommen sind. Zahlreiche Menschen, die schwere Krankheiten durchgemacht und überstanden haben, berichten, dass ihr Leben einen neuen Sinn bekommen hat, dass sie viele Dinge neu und völlig anders bewerten.
Dementsprechend ist eine Erkrankung als Gewinn zu deuten, als ein Anstoß, von alten Idealen und Vorstellungen zu lassen und sich etwas Neuem zuzuwenden, das der dynamischen Entwicklung jedes Einzelnen entspricht. Leben ist Bewegung, Stagnation ist Tod.

Kraft der Gedanken

Mittlerweile haben Molekularbiologen in den USA der Beweis erbracht, dass sogar unsere Gedankenenergie die Neurotransmitter – also die Botenstoffe zwischen den Zellen – verändern. Negative Gedanken sorgen dafür, dass die Blutzufuhr zu bestimmten Organen gedrosselt und deren Versorgung mit Nährstoffen eingeschränkt wird. Werden die negativen Gedanken und die sich daraus entwickelnden Gefühle jedoch mit einer entsprechenden Behandlungsmethode gelöst, kann das Organ wieder normal versorgt werden und hat die Möglichkeit auszuheilen.
Was hat dies alles mit Mudras zu tun? Mudras helfen uns, genau das zu erreichen, was wir uns vom Leben erhoffen.

Meditation mit Mudras

Mudras lassen sich wunderbar in Verbindung mit Meditationen anwenden. Aus Darstellungen östlicher Buddhafiguren und Tempelszenen wissen wir, dass die Mudras bei bestimmten Versenkungen und Tranceritualen eine wichtige Rolle spielen.
Doch Mudras sind nicht nur – wenn auch überwiegend – Übungen mit den Händen, sondern teilweise auch mit dem ganzen Körper. Sie haben den Zweck, den Übenden in eine nach innen gerichtete Stimmung zu versetzten, wie dies beim Tempeltanz

und in der Meditation beabsichtigt ist. Dabei wird dem Übenden durch die Mudras die bewusste Wahrnehmung der Vitalenergie – Prana – ermöglicht.

Einfach entspannen mit der Kartari-Mudra

Die einfache Ruhelage ist eine Mudra: Sie liegen entspannt auf dem Rücken, Arme locker an der Seite, Handflächen nach oben. Sie trägt den Namen Kartari-Mudra. Mit dieser Mudra regenerieren Sie das vegetative Nervensystem.

- Atmen Sie in dieser Lage tief in den Bauch. Ist der Bauch voll und gewölbt, atmen Sie weiter ein in den Brustraum. Stellen Sie sich dabei vor, wie Leichtigkeit Sie ganz erfüllt. Beim Ausatmen stellen Sie sich vor, wie alles Schwere und Belastende Sie verlässt.
- Sie können diese Übung beliebig variieren und eine Mudra, die mit den Fingern ausgeübt wird, mit dazunehmen. Wenn Sie mögen, legen Sie die Hände auf den Bauch, und üben Sie die Tiefenentspannungs-Mudra (Seite 84) zusammen mit der Kartari-Mudra aus.

Trancereise

Schön ist es, eine Trancereise mit einer oder zwei Mudras zu kombinieren. Nehmen Sie dazu die oben beschriebene Kartari-Mudra ein, oder setzen Sie sich einfach bequem in einen Sessel. Im Sitzen sollen die Füße auf dem Boden stehen.

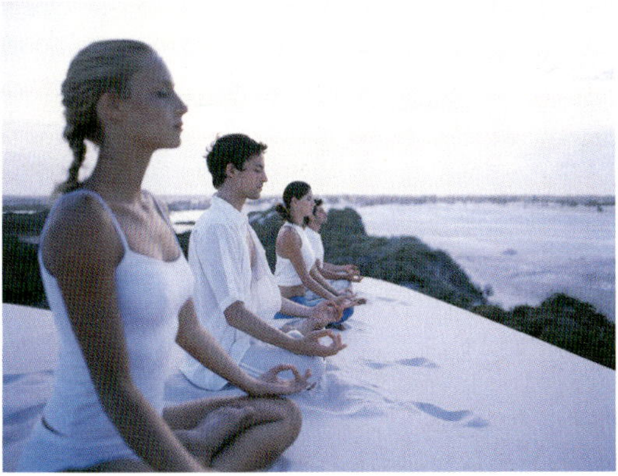

Mudras können sehr gut in Verbindung mit Meditationen angewendet werden.

- Nehmen Sie mit den Händen eine Mudra ein, die Ihre Entspannung unterstützt oder die Sie gerade zur Beseitigung körperlicher Beschwerden benötigen.
- Nun richten Sie Ihre Aufmerksamkeit auf Ihren Atem. Atmen Sie bewusst und ruhig in Ihren Bauch. Beobachten Sie dabei das Heben und Senken Ihres Bauches.
- Ruhig und gleichmäßig fließt Ihr Atem in Ihren Körper. Lassen Sie ihn tief in sich hinein, bis hinunter in Ihre Zehen. Beobachten Sie einfach, wohin Ihr Unterbewusstsein Ihren Atem lenkt. In welche Körperregion, zu welchem Organ fließt ganz besonders viel von Ihrem Atem? Es ist völlig ohne Bedeutung, welcher Körperteil sich zuerst entspannt. Sind es die Muskeln in Ihrem Oberschenkel oder vielleicht die Muskeln und Gefäße in Ihrem Nacken?
- Ihre Gedanken kommen und gehen. Sie ziehen an Ihnen vorbei wie die Wolken am Himmel. Bizarren Mustern gleich, in stetiger Veränderung und einen Moment später – einfach fort.
- Stellen Sie sich vor, in Ihrer Mitte, tief in Ihnen, ist eine Quelle. Vielleicht ist es eine Quelle, aus der Wasser fließt, es mag aber auch eine Quelle des Lichts sein. Schauen Sie ruhig und geduldig hin, dann werden Sie es wissen.
- Ruhig und gleichmäßig atmen Sie in die Quelle. Dabei wird Ihr Atem langsamer und gleichmäßiger. Es ist auch in Ordnung, wenn Ihnen die Vorstellung einer Quelle nicht sofort gelingt. Vielleicht nehmen Sie zuerst auch etwas ganz anderes wahr.
- Bleiben Sie weiter aufmerksam, und atmen Sie in Ihre Mitte. Stellen Sie sich vor, das Wasser oder das Licht der Quelle hüllt Ihren Körper ganz ein. Es spült alle Poren frei, dringt durch Ihre Haut in Ihren Körper und beginnt, ihn sanft von innen zu reinigen. Je tiefer Sie sich mit jedem Atemzug entspannen, desto leichter, reiner und freier fühlen Sie sich.
- Geben Sie sich nun eine Weile ganz diesem Gefühl hin. Sie können diesen Augenblick voll genießen und all die Veränderungen, die Sie sich wünschen, von selbst geschehen lassen.
- Nun können Sie, wenn Sie mögen, die Mudra wechseln und die gewünschten Veränderungen, z.B. Gesundheit und Wohlbefinden, visualisieren.
- Nach einigen Minuten kommen Sie ins Tagesbewusstsein zurück. Atmen Sie dazu einige Male bewusst tief ein und aus.
- Dehnen Sie Ihren Körper, und sagen Sie: »Ich bin wach und frisch und vollkommen im Hier und Jetzt.«

Mudras im Alltag

Da Mudras unkompliziert und einfach auszuüben sind, können Sie sie praktisch überall durchführen. Ob zu Hause oder am Arbeitsplatz, sogar auf dem Weg zur Arbeit, wenn Sie in der Bahn oder im Bus sitzen.
Mudras können im Sitzen, Liegen, Stehen und Gehen praktiziert werden. Achten Sie jedoch darauf, möglichst entspannt zu sein und Ihren Körper symmetrisch zu halten. Sie sollten nicht zu einer Seite hin gebeugt sein. Lassen Sie sich daher von einem guten Freund oder einer guten Freundin gerade ausrichten, und erspüren Sie diese Haltung mit geschlossenen Augen. Möglicherweise haben Sie dabei zunächst den Eindruck, nun schief zu sein.

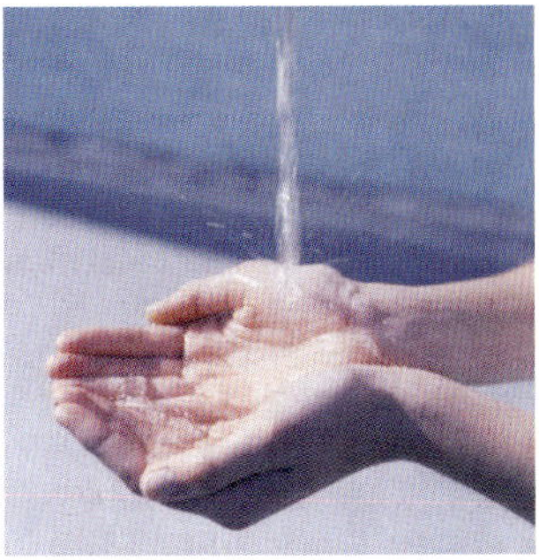

»Ich bin wach und frisch und ganz im Hier und Jetzt.«

Mudras im Sitzen

Wenn Sie sitzen, ist es wichtig, mit den Füßen einen guten Bodenkontakt herzustellen. Die Beine stehen parallel, die Fußsohlen berühren den Boden. Die Füße werden weder gekreuzt noch auf die Zehen gestellt.

Mudras im Liegen

Das Gleiche gilt auch für das Liegen. Ein Überkreuzen der Beine oder der Füße würde den Fluss der feinstofflichen Energien beeinträchtigen. Legen Sie sich ein kleines Kissen unter den Kopf und eine Rolle unter die Kniekehlen. So entlasten Sie den Rücken und erleichtern den Energiefluss.

Mudras im Stehen

Wenn Sie eine Mudra im Stehen üben, stellen Sie die Füße hüftbreit auseinander und geben in den Knien ein wenig nach. Dann lassen Sie die Schultern herabsinken und die Arme locker aushängen, bevor Sie mit der Mudra beginnen.

Mudras im Gehen

Sollten Sie die Mudras beim Gehen üben, so achten Sie auf einen gleichmäßigen und lockeren Gang. Atmen Sie im Rhythmus Ihrer Schritte.

Mudras – der Einstieg

Wenn Sie sich Zeit nehmen, um in aller Ruhe zu üben, können Sie auch eine Meditationshaltung wählen, um eine Mudra zu praktizieren. Im Yoga wird diese Form der Übung empfohlen, doch sind die verschiedenen Meditationshaltungen oft wenig entspannend, da nach kurzer Zeit die Beine einschlafen.

Die leichte Pose – Sukhasana

Für Anfänger und Menschen mit eingeschränkter Beweglichkeit gibt es vereinfachte Grundhaltungen. Dabei darf man sich auch ein kleines Kissen unter das Gesäß legen.

- Setzen Sie sich hin, und strecken Sie die Beine aus.
- Beugen Sie den rechten Fuß und legen Sie ihn unter den linken Oberschenkel.
- Beugen Sie den linken Fuß, und legen ihn unter den rechten Oberschenkel.
- Binden Sie sich bei Bedarf zur Unterstützung einen Schal um Beine und Körper.
- Legen Sie die Hände auf die Knie. Der Rücken, Nacken und Kopf sind aufrecht.
- Dehnen und strecken Sie Ihren Körper langsam und kräftig, nachdem Sie diese Haltung beendet haben.

Zu sich selbst finden

Eine meditative Haltung verstärkt die Wirkung der Mudras. Sie können jedoch bei den Übungen auch an etwas anderes denken oder sogar ein Buch lesen. Es geht darum, sich selbst wieder mehr Zeit und Aufmerksamkeit zu widmen – und sei es nur für die wenigen Minuten, in denen wir eine Mudra ausführen. Wenn wir während der Mudra unsere Aufmerksamkeit auf den Atem lenken und das Ein- und Ausfließen des Atems ganz ruhig beobachten, finden wir wieder zu uns selbst und verstärken die Wirkung der Mudra.

Sehr unterstützend ist es auch, wenn Sie während einer Übung an etwas denken, das in Ihnen Gefühle von Glück und Freude hervorruft. Die dabei produzierten Endorphine sorgen ebenfalls für eine schnellere Heilung.

Der richtige Ort und die richtige Zeit

Wählen Sie anfangs, wenn Sie Mudras zu üben beginnen, höchstens drei aus. Lassen Sie sich Zeit, ein Gefühl für den richtigen Zeitpunkt und den passenden Ort zu entwickeln. Schauen Sie einfach mit Ihrem inneren Auge und stellen sich dabei die Frage: »Wann und wo sollte ich diese Mudra üben?«

Wiederholungen verstärken die Wirkung

- Es ist bekannt, dass wiederkehrende Reize wiederkehrende Reaktionen auslösen.
- Wenn Sie also eine Mudra üben und dabei an etwas Schönes denken, wird bald alleine die Handstellung zur Auslösung positiver Gefühle führen. Unser Körper speichert Haltungen, Gefühle und innere Bilder als Einheit.
- Eine Mudra, bei einem spannenden oder sogar Angst auslösenden Fernsehfilm ausgeführt, wird nicht den positiven Effekt haben, den Sie sich erhoffen.

Wenn Sie sich abends im Sessel dabei sehen können oder das Gefühl haben, es könnte genau dieser Ort und diese Zeit sein, dann folgen Sie diesem Eindruck vertrauensvoll.
Möglicherweise brauchen Sie die ausgewählte Mudra in Ihrer Mittagspause, um abzuschalten und Kraft zu tanken. Behalten Sie zu Beginn eine Zeit und einen Ort pro Mudra bei. Nach einigen Tagen Übung haben Sie dann heraus, was Ihnen guttut, und können Ihr Programm langsam erweitern. Manchmal dauert es mehrere Tage, bis die Wirkung einer Mudra eintritt. Ihr Energiefeld stellt sich in diesem Fall – beispielsweise bei chronischen Krankheiten – langsamer auf eine normale und gesunde Funktion um. Doch Geduld lohnt sich. Üben Sie voller Zuversicht, und die Heilung wird sich einstellen.

Wie lange Sie Mudras halten

Wie lange eine Mudra gehalten werden soll, ist von der Art und der Dauer der körperlichen Beschwerden abhängig. Es empfiehlt sich, eine Mudra bis zu 45 Minuten zu halten, besonders innerhalb einer Meditation. Kürzere Zeiten sind jedoch ebenfalls wirkungsvoll.
Keshav Dev, der weltweit anerkannte indische Experte für die Behandlungen mit Mudras, welcher in seinem Yogazentrum bei Neu-Delhi regelmäßig bei der Behandlung seiner Patienten die Kraft der Mudras nutzt, empfiehlt bei chronischen Erkrankungen ebenfalls eine Übungsdauer von 45 Minuten, die auch auf 3-mal täglich 15 Minuten aufgeteilt werden kann. Die Wirkung wird noch erheblich verstärkt, wenn die Ausübung täglich zu derselben Zeit stattfindet.

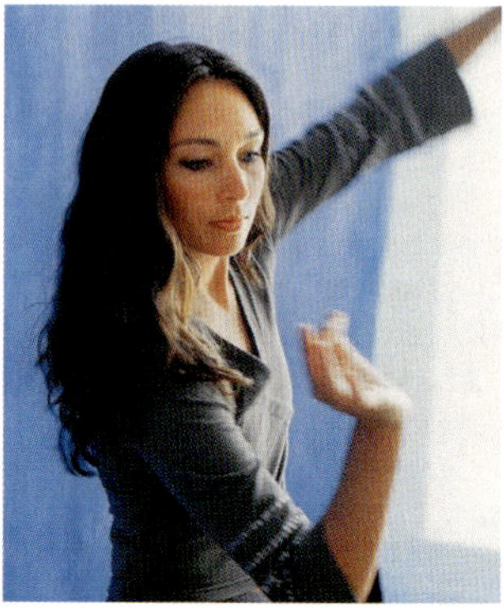

Tanz, Rhythmus und Gesang sind seit jeher Begleiter von Heilungsritualen.

Der Heilungsprozess braucht Zeit

Im Allgemeinen werden Sie recht schnell eine Veränderung spüren, wenn die Wirkung der Mudra einsetzt. Eventuelle Schmerzen lassen nach, Ihnen wird wohlig warm, und Sie fühlen sich innerlich erhellt.
Wenn Sie eine Krankheit allerdings lange Zeit unterdrückt haben, fühlen Sie sich womöglich zunächst müde und schlapp. Es ist auch durchaus möglich, dass Sie den Eindruck haben, noch kranker als vorher zu sein. Dies ist eine ganz natürliche Reaktion Ihres Körpers. Er zwingt Sie damit, sich dem Geschehen hinzugeben und loszulassen. Dann kann der Heilungsprozess einsetzen.

Meditation für ein positives Zeitempfinden

Wenn Sie sich oft zeitlich unter Druck fühlen, kann Ihnen folgende Übung helfen:

- Schließen Sie die Augen. Stellen Sie sich nun vor, Sie befinden sich in einer weiten Landschaft. Ihr Blick kann frei umherschweifen. Sie haben viel Raum um sich herum.
- Es gibt überhaupt nichts, was Sie sofort tun müssten. Sie sind in dieser weiten Landschaft, und der Raum um Sie herum dehnt sich weiter aus. Sie können tief und frei atmen.
- Geben Sie sich ganz dem Gefühl der Weite hin. Spüren Sie, wie Sie sich entspannen.
- Dann stellen Sie sich vor, wie sich alle ihre Arbeiten und Aufgaben in dieser Landschaft verteilen. Sie haben Zeit, in Ruhe von einer zur nächsten zu gehen. Ruhe und Weite begleiten Sie dabei.
- Sprechen Sie dabei den Satz: »Ich habe alle Zeit, die ich brauche – und mehr.«

Mudras und Musik

Rhythmus und Gesang hatten schon seit dem Beginn des menschlichen Zusammenlebens in Ritualen einen festen Platz und eine tiefe Bedeutung. Gleichgültig, ob es darum ging, den Zusam-

menhalt des Klans zu stärken, sich auf eine erfolgreiche Jagd einzustimmen oder ein Heilungsritual abzuhalten: Es wurde gesungen und getanzt.
Dies ist bis heute so geblieben. Junge Menschen beispielsweise nutzen die Musik, um sich von den Älteren abzugrenzen und ihre eigenen Positionen im Leben zu finden.
Der Klang, der durch Mantras, Instrumente oder mit Hilfe von Klangbetten auf Körper und Geist einwirkt, dient der Harmonisierung und Heilung. Je nachdem, welche Art der Musik gewählt wird, können Aggressionen abgebaut und kann die Liebe gefördert werden.

Die Chakren-Flöte

Im Ayurveda ist das Singen ein wichtiger Bestandteil der Gesundheitsvorsorge. Die Chakren-Flöte sorgt dabei für mehr Vitalität und Lebenskraft. Das Singen der Töne löst innere Spannungen auf, die Vibrationen regen die Organtätigkeit an, und die Konzentration auf den Gesang entspannt den Geist.
Mudras und Musik passen zusammen wie Schlüssel und Schloss. Besonders die Shankh-Mudra (Seite 79) eignet sich zur Begleitung der Töne. Sie können jedoch auch für jeden Ton die zum Chakra passende Mudra halten (Seite 14).

Wie Sie die Chakren-Flöte intonieren

Jeder Ton wird tief und anhaltend während des Ausatmens intoniert. Das kleine »o« wird mit einem stärker geschlossenen Mund gesungen als das große »O«.
So wird beispielsweise das Herzchakra, welches die Weite und Offenheit der Liebe symbolisiert, mit einem stark geöffneten Mund intoniert, während sich der Mund zum Scheitel- bzw. Kronenchakra hin wieder schließt.

Die Töne werden den einzelnen Chakren folgendermaßen zugeordnet:

- Wurzelchakra: U
- Sakralchakra: o
- Solarplexus: O
- Herzchakra: A
- Halschakra: E
- Stirnchakra: I
- Scheitelchakra: M

Heilende Mudras für ...

... die häufigsten Beschwerden von A bis Z finden Sie in diesem Kapitel. Sie können Mudras aber auch jederzeit als kleine Übungsfolge in den Alltag integrieren. Schon die bewusste Auszeit, die Sie sich für eine Mudra nehmen, fördert Ihr Wohlbefinden, weil Sie sich dabei aktiv entspannen.

Aggressionen

Bei dem Wort »Aggression« denken viele Menschen an Gewalt, Angriff oder ein ungerechtfertigt böses Verhalten. Doch Aggressionen sind ein natürliches Verhalten, das noch aus den Anfängen menschlicher Existenz herrührt. Der Ursprung einer Aggression ist Angst. Die durch das Angstgefühl ausgeschütteten Hormone stoppen die Verdauung und aktivieren die Bewegungsenergie. Auch die Sinne werden geschärft, sodass auf Eindrücke und Reize schneller reagiert werden kann. Die Kampf- und Fluchtreaktion ist aktiv. Aggressionen halfen unseren Vorfahren beim Überleben.
Auch in unserer modernen Zeit geraten wir in Situationen, auf die unser Körper mit diesem Urmuster reagiert. Doch ist es uns nicht möglich, jedes Mal wild um uns zu schlagen oder so schnell wie möglich fortzulaufen. Wut, die nicht herauskann, führt zu Hilflosigkeit und diese wiederum zu Angst. Angst, die sich nicht äußern darf, führt zu Hilflosigkeit und Wut – Wut gegen sich selbst. Hier finden wir den Ursprung für viele Autoimmunerkrankungen, aber auch für Herzbeschwerden, Nierenprobleme, Gallenstaus, Darm- und Nasennebenhöhlenentzündungen sowie Muskelverspannungen.
Überforderungen in Familie und Beruf und die Angst, nicht geliebt zu werden, führen ebenfalls zu Aggressionen; diese wiederum werden oft nicht ausgelebt – und zwar aus der Unfähigkeit heraus, sich zu äußern, und aus der Angst heraus, abgelehnt zu werden.

Unterdrückte Aggressionen machen krank

Wenn wir also Aggressionen in uns spüren, denen wir nicht sofort in geeigneter Form nachgeben können, sollten wir dies so schnell wie möglich nachholen. Die Hormone, die im Körper entstanden sind, müssen wieder abgebaut werden, damit sie keinen Schaden anrichten. Dann wird auch das Denken wieder frei, das sich bei unterdrückten Aggressionen meistens um den Ursprung dieser Gefühle dreht. Laufen Sie durch den Park, machen Sie Kissenboxen, hüpfen und schreien Sie bei lauter Musik, tanzen Sie. Wichtig ist Bewegung, denn Bewegung war in unserer Urzeit das Mittel, um Aggressionen auszuleben. Lautes Schreien oder Singen sind gute Ergänzungen.

Die richtige Mudra bei Aggressionen

Die Mushti-Mudra aktiviert die Verdauungsorgane, besonders die Leber, welche maßgeblich am Abbau von Hormonen beteiligt ist.

Mushti-Mudra

- Ballen Sie beide Hände zu Fäusten. Legen Sie den Daumen über den Ringfinger. Schon das lockere Halten dieser Geste ist sehr wirksam. Bei besonders starken Aggressionen können Sie eine zweite Variante üben, die die lösende Wirkung noch verstärkt:

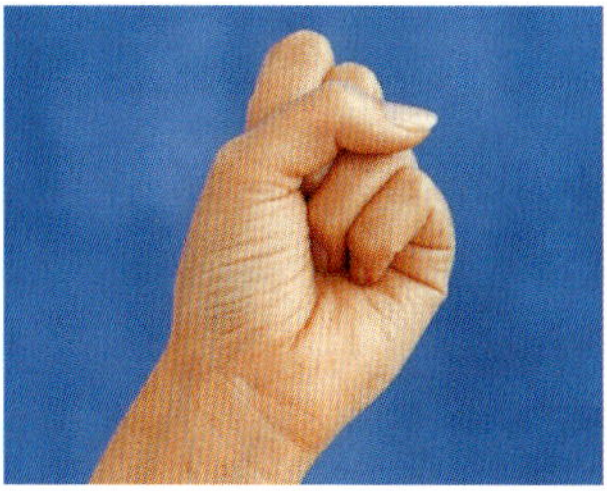

Die Mushti-Mudra hilft bei angestauter Aggression.

- Atmen Sie ein, wenn Sie die Faust locker halten.
- Atmen Sie laut auf Fffff aus, und spannen Sie die Faust an. Wiederholen Sie dies mindestens 10-mal.
- Danach schütteln Sie beide Hände locker aus.
- Üben Sie bei Bedarf 3-mal täglich 15 Minuten.

Antriebsschwäche

Viele Menschen leiden an Energiemangel und Erschöpfung. Sie fühlen sich wie gerädert, wenn sie morgens aufwachen, und sind trotz erfrischender Dusche müde. Der Arbeitstag kriecht dahin, sie sind unkonzentriert und lustlos, erledigen mit Mühe das gerade eben Nötige. Für einen größeren Einsatz und ein verstärktes Engagement im Beruf fehlt ihnen die Kraft. Auch der Feierabend bringt keine Besserung. Sie haben keine Energie für Unternehmungen und Abwechslung. In der Regel endet der Abend mit der Berieselung aus dem Fernseher. Mit einem Gefühl innerer Unzufriedenheit und lähmender Müdigkeit wird sich schlafen gelegt – der nächste Morgen beginnt wie gehabt. Hier können Mudras helfen, wieder mehr Energie aufzunehmen, wacher, agiler und aktiver zu werden.

Die richtigen Mudras bei Antriebsschwäche

Beginnen Sie den Morgen mit der Ushas-Mudra, der Geste des Ursprungs und des Neuanfangs. Sie ist wie geschaffen für den Beginn des neuen Tages. Da sie das Stirnchakra aktiviert und seine Energie in höher gelegene Energiezentren lenkt, beschert sie uns Frische und Klarheit, einen reinen Geist und neue Antriebskraft.

Ushas-Mudra

- Verschränken Sie die Finger, sodass der rechte Daumen über dem linken liegt.
- Der rechte Daumen drückt leicht auf den linken. Frauen legen den rechten Daumen zwischen den linken Daumen und Zeigefinger und drücken mit dem linken Daumen gegen den rechten. So wird das Feuer-Element gestärkt.

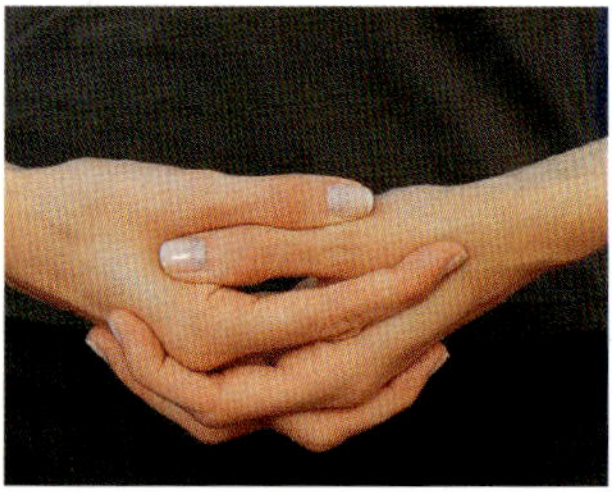

Die Ushas-Mudra hilft bei Antriebsschwäche.

- Wenn Sie diesen Übungsteil beendet haben, stellen Sie sich gerade hin und recken sich mit hoch gestreckten Armen, so als wollten Sie die Sonne greifen.
- Strecken Sie die Beine dabei genauso. Sie stehen auf den Zehen und sehen nach oben. Rufen Sie laut »Ja«. Sie werden schnell spüren, wie die belebende Kraft in Ihnen hochsteigt und Sie sich frisch und motiviert fühlen.
- Wenn Sie aus gesundheitlichen Gründen nicht stehen können, kann diese Streckung auch im Sitzen oder Liegen ausgeführt werden. Wichtig ist, sich so stark wie möglich zu dehnen und zu strecken und laut »Ja« zu rufen.

Üben Sie im Laufe des Tages ein paar Minuten die Pran-Mudra. Die Pran- oder Lebens-Mudra aktiviert das Basis- bzw. Wurzelchakra (Seite 13). Damit wird die in uns wohnende Elementarkraft stimuliert. Die Pran-Mudra sorgt dafür, dass wir uns vitaler und kraftvoller fühlen. Sie beseitigt Müdigkeit, Abgespanntheit und Nervosität. Diese Mudra hilft uns, unseren inneren Motor zu reinigen und zu schmieren. Nur dann kann er kraftvoll laufen.

Pran-Mudra

- Drücken Sie die Spitzen von Daumen, Ringfinger und kleinem Finger sanft aneinander.

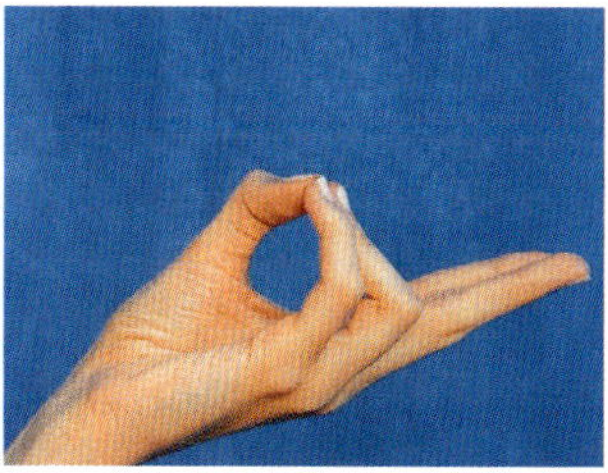

Bei Abgespanntheit und Nervosität üben Sie die Pran-Mudra.

- Wenn Sie statt der Fingerspitzen auf die Nagelflächen drücken, werden die rechte und die linke Gehirnhälfte zu gleichmäßiger und verbundener Tätigkeit angeregt. Die kann besonders für Kinder mit Lese-Rechtschreib-Schwäche eine Hilfe sein.

Appetitlosigkeit

Appetitlosigkeit ist häufig eine Folge von unterdrückten Gefühlen. Schenken Sie Ihren Gefühlen Aufmerksamkeit. Nehmen Sie sich jeden Tag fünf Minuten Zeit, um zu notieren, welche Gedanken und Gefühle Sie gerade besonders beschäftigen. Diese Art der Reflexion verschafft Ihnen Klarheit über Ihren seelischen Zustand.

Appetitlosigkeit ist ein Hinweis darauf, dass Sie zurzeit nichts mehr aufnehmen und verarbeiten können, dass sich zu viele Dinge angesammelt haben, die noch einer Klärung bedürfen. Der Appetit wird zurückkehren, wenn Sie sich mit Ihrem Innersten auseinandergesetzt haben.

Auch übermäßiger Stress kann zu Appetitlosigkeit führen. Nehmen Sie sich selbst wichtig. Entspannen Sie.

Die richtigen Mudras bei Appetitlosigkeit

Unterstützen Sie sich mit der Gyan-Mudra (Geste des Bewusstseins). Laut Keshav Dev wirkt diese Mudra entspannend und klärt den Geist. Sie ist ein Universalheilmittel für Spannungs- und Unordnungszustände. Depressionen werden gelöst und die Stimmung wird aufgehellt.

Gyan-Mudra

- Die Spitzen von Daumen und Zeigefinger werden leicht zusam-

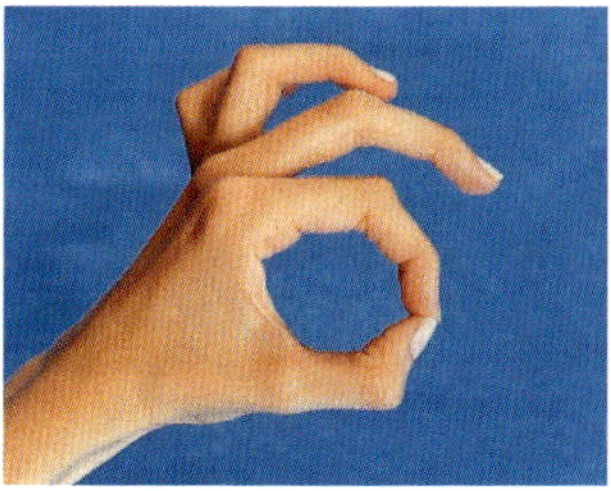

Die Gyan-Mudra hellt die Stimmung auf und fördert den Appetit.

mengelegt. Die drei übrigen Finger bleiben dabei locker und sind gestreckt.

- Daumen und Zeigefinger weisen nach vorn, die anderen drei Finger nach oben.
- Je nachdem, wie die Finger bzw. Hände bei der Gyan-Mudra gehalten werden, gibt es für diese Mudra noch zwei weitere Bezeichnungen: Chin-Mudra und Jnana-Mudra.

Chin-Mudra – die Geste des Wissens

- Die Handflächen zeigen nach unten.
- Der Daumen berührt den Zeigefinger in der Grube des ersten Fingergliedes.
- Die Verbindung von Daumen und Zeigefinger stellt das Ziel des Yoga dar: die Integration von Ich und Selbst.

Jnana-Mudra

- Als Jnana-Mudra liegen die Hände locker auf den Oberschenkeln.
- Die Handflächen zeigen nach oben.

Arthrose

Arthrose ist eine degenerative Gelenkerkrankung. Das menschliche Bindegewebe unterliegt einem normalen Alterungs- und Verschleißprozess: Bereits etwa ab dem 35. Lebensjahr sind auf dem Röntgenbild Veränderungen an den Gelenken feststellbar. Diese Veränderungen werden durch falsche Ernährung, zu wenig Bewegung und daraus resultierende Fehlhaltungen begünstigt. Doch auch Störungen in der Hormonproduktion und im Stoffwechsel spielen eine Rolle.

Geringe Veränderungen sind schmerzfrei. Von Arthrose spricht man, wenn diese Veränderungen über den normalen Alterungsprozess hinausgehen. Dabei werden die Gelenkknorpel dünner, und es kommt zu Knochenwucherungen an den Gelenkrändern. Dies kann zu reflektorischen Muskelverspannungen und Entzündungen der Gelenkschleimhaut führen.

Nach einem so genannten Anlaufschmerz zu Beginn einer Bewegung verschwinden die Beschwerden, und das Gelenk kann wieder normal bewegt werden.

Mit Fortschreiten der Veränderungen kommt es jedoch zu Bewegungseinschränkungen. Die entzündlichen Prozesse können zunehmen (siehe Rheumatische Erkrankungen, Seite 71).

Im Allgemeinen können spürbare Besserungen der Beschwerden durch Gewichtsreduzierung, physikalische Therapien, Akupunktur, Homöopathie und nicht zuletzt durch Yoga erreicht werden.

Die richtige Mudra bei Arthrose

Wir wenden hier die Surabhi-Mudra an, was übersetzt so viel wie Kuh-Mudra heißt. Diese Mudra sollten Sie täglich 3-mal 15 Minuten lang üben, damit sie ihre volle Wirkung entfalten kann.

Surabhi-Mudra

- Der kleine Finger der linken Hand berührt den Ringfinger der rechten Hand.
- Der kleine Finger der rechten Hand berührt den Ringfinger der linken Hand.
- Die Mittelfinger beider Hände berühren die Zeigefinger der anderen.
- Die Daumen sind gestreckt.

Lichtvisualisierung

Unterstützende Wirkung haben Lichtvisualisierungen. Der amerikanische Krebsspezialist Carl O. Simonton benützt mit guten Erfolgen in seiner Klinik in Fort Worth/Texas Visualisierungen sogar zur Unterstützung der Krebsbehandlung.
Stellen Sie sich dabei vor, wie ganz helles Licht Ihre Gelenke einhüllt und die Veränderungen an den Knorpeln und Knochen langsam verschwinden, bis ein gesundes Gelenkbild vor Ihrem inneren Auge entsteht.

Asthma bronchiale

Asthma bronchiale hat verschiedene auslösende Faktoren, wobei das allergische Asthma heute wohl die Hauptrolle spielt. Doch auch das allergische Asthma beruht auf einer psychischen Komponente. So kann bei einer Tierhaarallergie das Bild des Tieres ausreichen, um einen Asthmaanfall auszulösen.
Unser Atem funktioniert automatisch, also auch in Bewusstlosigkeit. Bei einem Asthmatiker ist das Ausatmen behindert. Die eingeatmete Luft staut sich in der Lunge, die dabei überbläht wird. Die quälenden Erstickungsanfälle kommen dadurch zustande, dass der Austausch gegen Frischluft behindert ist.
Studien haben den Nachweis erbracht, dass Asthmaanfälle einen Ersatz für die fehlende Verarbeitung seelischer Konflikte darstel-

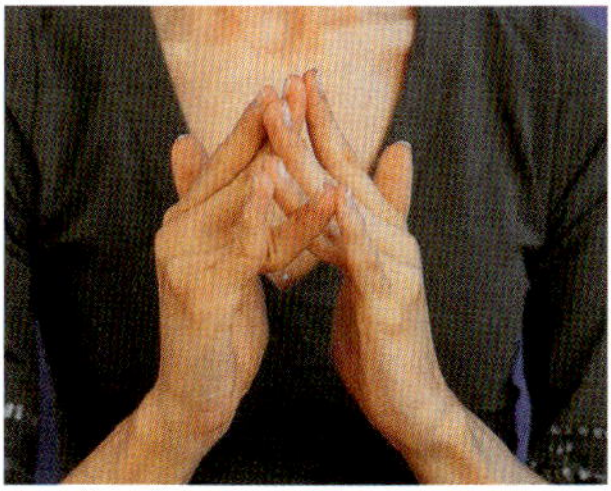

Bei Arthrose üben Sie täglich die Surabhi-Mudra.

len. Viele Asthmatiker schildern, dass sie nicht in der Lage sind, Emotionen durch Weinen abzureagieren. Wenn sie während eines akuten Anfalls jedoch in Tränen ausbrechen, hört dieser sofort auf. Auch der unbewusste Wunsch nach mütterlicher Geborgenheit und Zuwendung ist in diesem Leiden verborgen.

Die richtigen Mudras bei Asthma bronchiale

Gegen Asthma hilft die Atem-Mudra, welche das Element Himmel-Feinstofflichkeit stärkt. Üben Sie diese Mudra täglich 5-mal 5 Minuten.

Atem-Mudra

- Legen Sie die Spitzen der Mittelfinger gegeneinander.
- Drücken Sie diese sanft aneinander, wenn Sie einatmen.
- Lösen Sie den Druck beim Ausatmen.

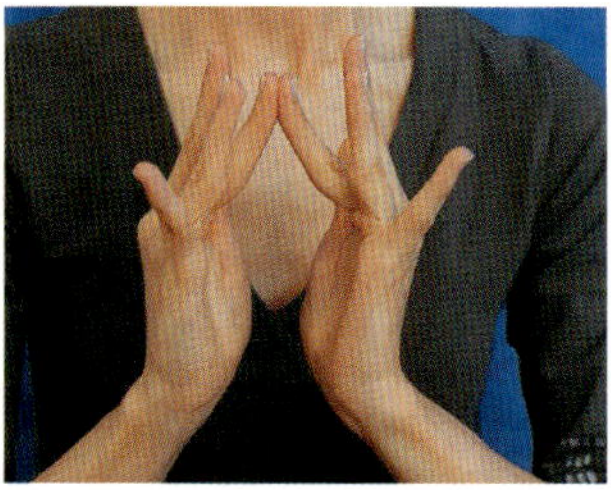

Die Atem-Mudra verbessert die Tiefenatmung.

- Bei einem akuten Asthmaanfall sollten Sie zuerst die Bronchial-Mudra halten. Die Atem-Mudra schließt sich an, wenn der Atem wieder ruhiger geworden ist.

Bronchial-Mudra

- Der kleine Finger liegt an der Daumenwurzel derselben Hand.
- Der Ringfinger berührt das obere Daumengelenk an der Seite.
- Der Mittelfinger liegt auf der Daumenspitze.
- Der Zeigefinger wird gestreckt.
- Eine Erleichterung bringt auch das regelmäßige Üben des Matsyasana (Fisch). Diese Übung dehnt den Brustkorb, stimuliert die Schilddrüse, erhöht die Durchblutung im Kopf, lockert und entspannt den oberen Rücken und Nacken.

Matsyasana – eine Yogaübung zur Brustdehnung

- Legen Sie sich in Rückenlage mit ausgestreckten Beinen auf den Boden. Die Hände liegen mit den Handflächen nach unten halb unter dem Gesäß, die Ellenbogen leicht angewinkelt dicht am Körper.
- Verlagern Sie Ihr Gewicht auf die Ellenbogen, indem Sie ein Hohlkreuz machen. Gleichzeitig beugen Sie den Kopf so weit zurück, dass der Scheitel den Boden berührt.

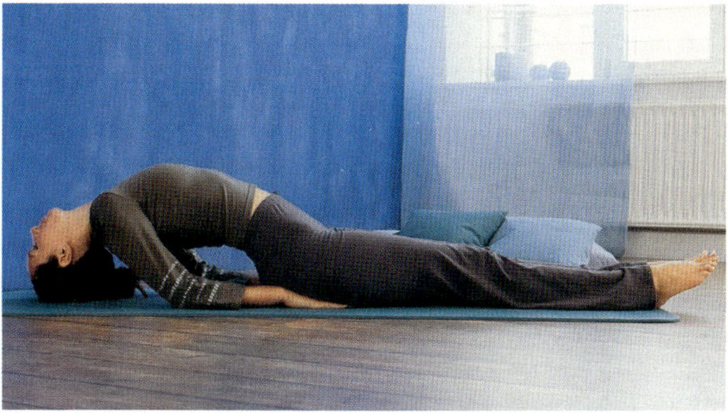

Die Yogaübung »Fisch« – Matsyasana – dient der Brustdehnung und entspannt den Nacken und den oberen Rücken.

- Verlagern Sie Ihr Gewicht so, dass die Hauptlast von Ihrem Gesäß getragen wird. Verharren Sie einige ruhige Atemzüge lang in dieser Position.
- Kommen Sie langsam in die Ausgangsstellung zurück.
- Wiederholen Sie diese Übung 2-mal.

Atemwegserkrankungen

Atemluft ist Lebenskraft. Wer unter chronischen Erkrankungen der Atemwege leidet, hat Schwierigkeiten, sich mit dem Leben an sich auseinanderzusetzen. Er leidet – häufig unbewusst – an Lebensängsten. Eine verkrampfte Atmung führt zu Angst- und Engegefühlen. Das Weiten des Brustraums erfordert aber eine Bereitschaft zum Loslassen und Hereinlassen.

Eine verkrampfte Atmung hat darüber hinaus eine Verhärtung des Zwerchfells zur Folge. Das Zwerchfell, welches wie ein elastischer Deckel über dem Bauchraum liegt, kontrolliert den Fluss der Gefühle. Ist es verhärtet, wird dieser Fluss gestaut. Dabei wird nicht nur die Fähigkeit, negative Gefühle bewusst wahrzunehmen, eingeschränkt, sondern auch die Empfindung angenehmer Gefühle reduziert. Häufig sind die Grundursachen der behinderten Atmung die Angst davor, sich seine Wut einzugestehen und sie herauszulassen, sowie die Angst vor Verletzung und Enttäuschung.

Die richtige Mudra für einen tiefen Atem

Um den Atemimpuls zu vertiefen und den gesamten Organismus zu lockern, üben wir die Hakini-Mudra. Sie ist energetisch dem Stirnchakra zugeordnet (Seite 13). Die Hakini-Mudra aktiviert außerdem die rechte Gehirnhälfte, in der die Gedächtnisbereiche liegen sollen. Durch die vertiefte Atmung wird das Gehirn mit mehr Sauerstoff versorgt. Bei längeren Studien oder Seminaren mit hohem Anteil an konstruktiven Aufgaben für das Gehirn wird diese Mudra häufig zur Steigerung der Aufnahmefähigkeit und zur Entspannung eingesetzt.

Hakini-Mudra

- Legen Sie alle Fingerspitzen aufeinander.
- Atmen Sie tief durch die Nase ein und noch etwas tiefer durch den Mund wieder aus. Dabei lassen Sie Ihre Zunge locker im Mundraum liegen.
- Sie werden schon nach den ersten Atemzügen spüren, wie Ihr Zwerchfell weicher und die Atmung tiefer wird.

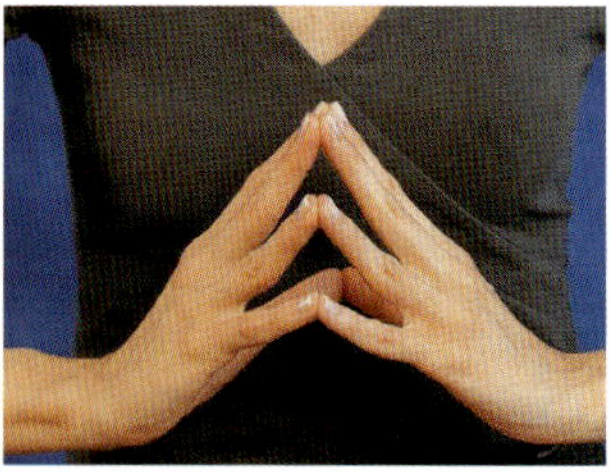

Halten Sie die Hakini-Mudra für einen tiefen Atem.

Bauchschmerzen und Blähungen

Bauchschmerzen können viele Ursachen haben. Daher ist es wichtig, diese herausfinden, bevor eine Behandlung eingeleitet werden kann. Ist die Ursache ein verdrängtes Gefühl, ist es wichtig, ehrlich das Geschehen zu betrachten und eine Entscheidung zu treffen. Auch verschiedene organische Erkrankungen, etwa der Leber, des Magens und des Darms, sowie Erkrankungen der weiblichen Unterbauchorgane können Bauchschmerzen verursachen.

Die richtige Mudra für den Bauch

Oft rühren die Beschwerden von Gasbildungen im Darm her. Schwer verdauliches und zu spät am Abend eingenommenes Essen führt leicht zu Blähungen. Um diese Winde zu lösen – im Ayurveda kennt man 51 Arten von Wind – üben wir die Vayu-Mudra, auch Wind-Mudra genannt.

Vayu-Mudra

- Beugen Sie den Zeigefinger, bis er den Daumenballen berührt. Nun drücken Sie mit dem Daumen auf den Zeigefinger, während Sie die anderen drei Finger nach oben strecken.
- Machen Sie diese Mudra mit beiden Händen, bis die Beschwerden nachlassen.
- Bei chronischen Zuständen halten Sie die Vayu-Mudra 3-mal täglich 15 Minuten, und ergänzen Sie sie durch die Pran-Mudra (Seite 28).

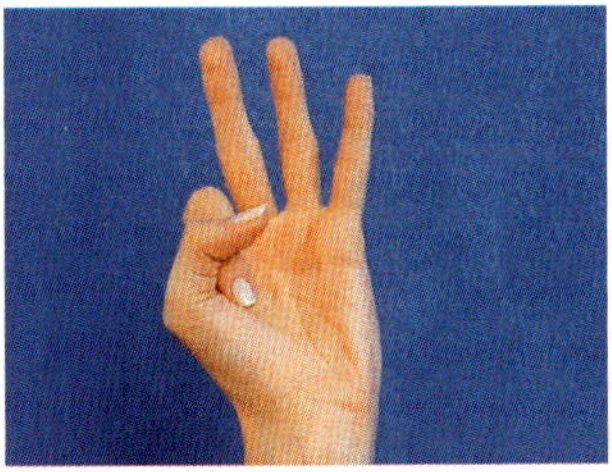

Die Vayu- oder Wind-Mudra verschafft Linderung bei Blähungen.

Blasenbeschwerden

Blasenbeschwerden können schnell auftreten, wenn man sich den Unterleib verkühlt hat. Dies ist insbesondere bei Frauen häufig der Fall. Daher ist es wichtig, nasse Badebekleidung zu wechseln, da Nässe in Verbindung mit Wind Kälte entstehen lässt. Wärme und viel Blasen- und Nierentee aus der Apotheke oder dem Reformhaus sind die Ersthelfer im Falle einer Blasenerkältung.

Doch auch eine bakterielle Infektion kann zu sehr ernsten Beschwerden führen, die bei starken Schmerzen und blutigem Harn antibiotisch behandelt werden sollte, damit ein Aufsteigen des Infektes zu den Nieren verhindert wird.

Tritt bei einer Frau wiederholt ein solch schwerer Infekt auf, ist eine Untersuchung des Partners anzuraten. Erstaunlicherweise ist eine bakterielle Blasenentzündung beim Mann oft ohne Beschwerden, er steckt jedoch seine Partnerin beim Geschlechtsverkehr mit diesen Keimen an.

Die Blase und die Psyche

Blasenbeschwerden können auch psychische Ursachen haben. »Ungeweinte Tränen« ist beispielsweise eine Bezeichnung für nächtliches Bettnässen. Versuchen Sie in einem solchen Fall herauszufinden, was Ihr Kind bedrückt. Dies geht am besten spielerisch, etwa über das Medium Teddybär (Mein Teddy ist traurig, weil ...). Ein Kind, das tagsüber einnässt, obwohl es die entsprechende Altersgrenze für die Kontrolle seines Urins längst über-

schritten hat, hat häufig Probleme mit den Machtstrukturen innerhalb der Familie, besonders gegenüber der Hauptbezugsperson – meistens der Mutter. Überschüssiges Adrenalin wird über die Nieren ausgeschieden, sodass hier auch ein deutlicher biochemischer Bezug vorliegt.
Das Gegenteil des unkontrollierten Harnflusses ist das Harnverhalten. Es entsteht meistens durch eine seelische Verkrampfung. Häufig liegt hier ein starker Konflikt mit der eigenen Sexualität vor.

Die richtige Mudra bei Blasenbeschwerden

Die Bhudi-Mudra – auch Flüssigkeits-Mudra genannt – reguliert das Gleichgewicht der Körperflüssigkeiten. Da unser Körper zu fast zwei Drittel aus Flüssigkeit besteht, kommt dieser Mudra eine wichtige Bedeutung zu. Sie stärkt die Funktion der Nieren und reguliert die Aufnahme und Abgabe von Flüssigkeit in den Körperzellen. Die Budhi-Mudra hilft auch bei Trockenheit der Augen und des Mundes.

Budhi-Mudra

- Legen Sie den Daumen auf die Spitze des kleinen Fingers und drücken sanft. Die anderen Finger sind locker gestreckt.

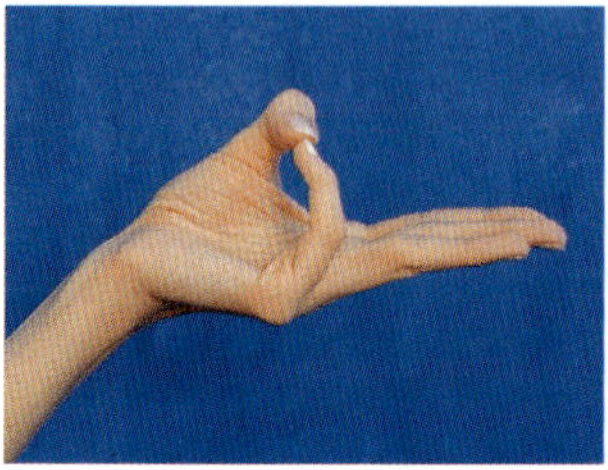

Die Budhi-Mudra kann bei Blasenbeschwerden helfen.

Durch das Drücken des kleinen Fingers wird das Wasser-Element aktiviert.
Die Budhi-Mudra können Sie bei Bedarf oder in Form einer Kur 3-mal täglich 15 Minuten lang anwenden.

Niedriger und hoher Blutdruck

Hypotonie nennt man den chronisch erniedrigten Blutdruckwert. Beim Mann ist dies ein Wert unter 110 mmHg in der Systole, bei Frauen unter 100 mmHg. Organische Ursachen lassen sich häufig nicht feststellen, doch Frauen sind in jüngeren Jahren häufiger betroffen als Männer. Vermutet werden erbliche und konstitutionelle Faktoren.
Als Hypertonie bezeichnet man den erhöhten Blutdruck, also die krankhafte Steigerung des Ge-

fäßinnendrucks. Dieser erhöhte Innendruck der Gefäße gilt als die häufigste Ursache für Herz- und Kreislauferkrankungen.
Die Höhe des Blutdrucks nimmt mit dem Alter zu, doch gilt ein andauernder Wert von über 160/95 mmHg als pathologisch. Bei bis zu 90 Prozent der Patienten kann der Arzt keine Erkrankung feststellen, die für die überhöhten Werte verantwortlich ist. In den anderen Fällen liegen Erkrankungen der Nieren und Nebennieren vor. Bei der kardiovaskulären Form ist die Ursache die Arteriosklerose. Das Herz muss also gegen die erstarrenden Gefäßwände anpumpen.

Die richtige Mudra bei niedrigem Blutdruck

Im Falle der Hypotonie hilft die Varja-Mudra – die Geste des Donnerkeils. Wenden Sie diese Mudra bei Bedarf an. Im Falle einer chronischen Hypotonie empfiehlt es sich, 3-mal täglich 5 Minuten zu üben.

Varja-Mudra

- Legen Sie bei jeder Hand den Daumen an die Seite des Mittelfingernagels, den Ringfinger an die andere Seite des Mittelfingernagels und den kleinen Finger an die Seite des Ringfingernagels. Der Zeigefinger wird gestreckt.

Die richtige Mudra bei hohem Blutdruck

Wenn Sie unter Hypertonie leiden, ist Ihre erste Übung die Chin-Mudra (Seite 30). Diese Mudra halten Sie im Alltag zwischendurch und während der folgenden Meditation:

Meditationsübung

- Stellen Sie sich vor, in Ihnen ist eine Quelle von kristallklarem Wasser. Es fließt ruhig und gleichmäßig in einen Bach.
- Nun geben Sie alle Gefühle und Gedanken, die Sie aufregen oder die Sie bedrücken, an das Wasser ab.
- Atmen Sie dabei tief und ruhig in Ihren Bauch. Denken oder sprechen Sie dabei den Satz: »Ich lasse frei, was mich drückt«.
- Da unterdrückte Aggressionen ebenfalls zur Hypertonie führen, ergänzen Sie diese Übung mit der

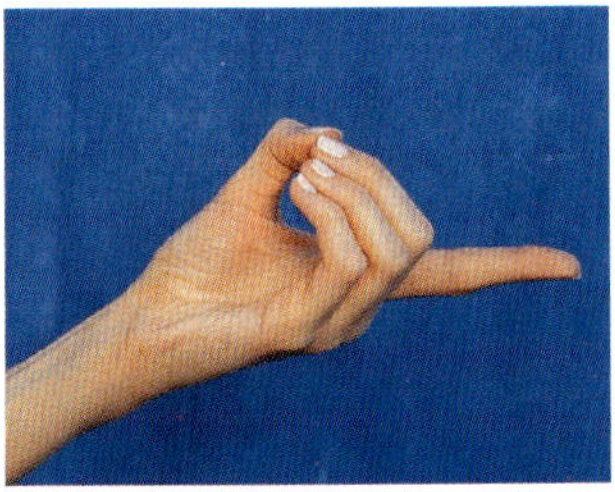

Die Varja-Mudra reguliert den Blutdruck.

Mushti-Mudra (Seite 27). Danach üben Sie die folgende Yoga-Asana »Virasana-Variation«, auch bekannt als »Demutshaltung«.

Virasana-Variation – das zusammengerollte Blatt

- Setzen Sie sich auf Ihre Fersen, und legen Sie die Hände weit zurück. Die Handflächen zeigen nach oben.
- Beugen Sie sich langsam vor, bis der Kopf den Boden berührt. Die Hände liegen nun neben den Füßen, das Kinn berührt beinahe die Brust. Der Oberkörper drückt gegen die Knie.
- Wenn es Ihnen angenehmer ist, können Sie den Kopf auch leicht zur Seite drehen. Je länger Sie in dieser Haltung verharren, desto besser.

Das zusammengerollte Blatt entspannt vollständig. Sollten Sie zu starkem Blutandrang in den Kopf neigen, legen Sie sich ein Kissen vor die Knie, um den Kopf etwas höher zu lagern. Verweilen Sie nur so lange in dieser Stellung, wie es Ihnen angenehm ist.
Die tiefe Entspannung reguliert auch die Blutverteilung des Körpers. Mit regelmäßiger Übung der Mudras und der Virasana-Variation werden sich Ihre Beschwerden verringern.

Bronchiale Erkrankungen

Von der Luftröhre aus zweigen rechts und links die Bronchien ab, die sich immer weiter in die Lunge hinein verzweigen und in

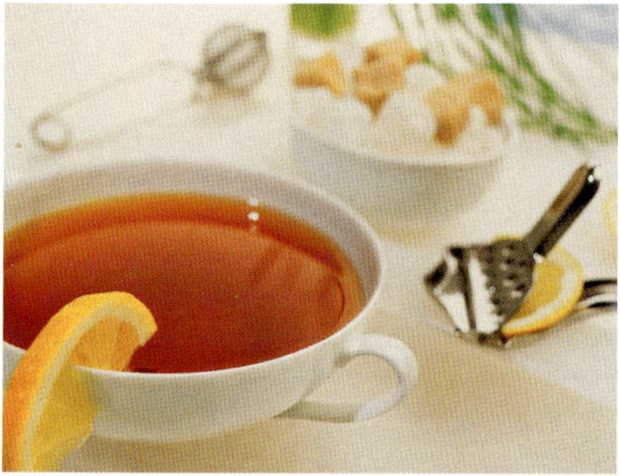

Ein Husten- und Bronchialtee stärkt die Abwehrkräfte und löst den Schleim in den Atemwegen.

die Alveolen münden, in denen der Gasaustausch stattfindet. Eine Verkrampfung oder Verschleimung der Bronchien behindert die Atmung. Es kommt zu flacher, schneller Atmung und damit zu einer Verringerung von Sauerstoff im Körper. Durch diese falsche Atmung wird jedoch auch Prana, die Lebensenergie, reduziert. Wir fühlen uns schwach und anfällig. Auch im seelischen Bereich sind wir empfindlicher und ziehen uns vor der Welt zurück. Ein verringertes Selbstwertgefühl, Ängste und Depressionen sind die Folge. Achten Sie auf die Qualität der Raumluft. Regelmäßiges Lüften kann Atemwegserkrankungen vorbeugen.

Husten- und Bronchialtee

Dieser Tee stärkt die Abwehrkräfte und löst Schleim in den Atemwegen. Er kann bei Bedarf mit Honig gesüßt werden.

- Je 10 Gramm Schachtelhalm, Malvenblüten, Pfefferminze, Spitzwegerich.
- Je 5 Gramm Fenchelfrüchte, Holunderblüten, Thymian.
- Gießen Sie 2 Teelöffel der Mischung mit heißem Wasser auf. Das Wasser soll nicht mehr kochen, damit die ätherischen Öle nicht zerstört werden.
- Trinken Sie zwei bis vier Tassen davon am Tag.

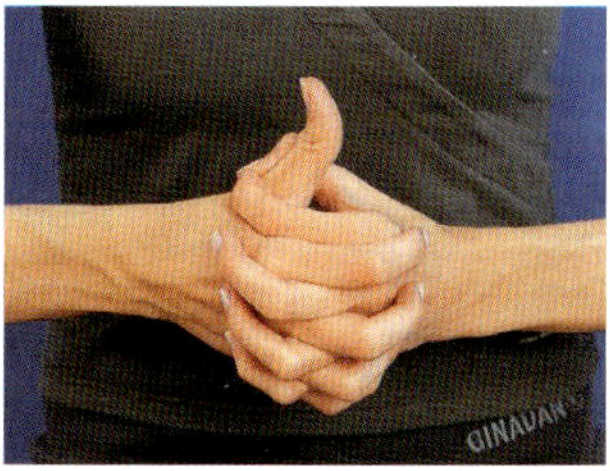

Bei Bronchialerkrankungen empfiehlt sich die Linga-Mudra.

Die richtigen Mudras bei Bronchialerkrankungen

Um die Widerstandskraft zu erhöhen, besonders bei Infektionen der Atemwege, empfiehlt Keshav Dev die Linga-Mudra, auch als aufgerichtete Mudra bezeichnet. Sie erzeugt Hitze und löst den Schleim, der sich in den Bronchien und den Nebenhöhlen der Nase angesammelt hat.

Linga-Mudra

- Legen Sie die Handflächen zusammen.
- Verschränken Sie die Finger.
- Ein Daumen bleibt aufrecht.
- Er wird vom Daumen und Zeigefinger der anderen Hand umschlossen.

Auch die Varuna-Mudra (Seite 40) hat eine schleimlösende Wirkung. Sie verringert generell einen Überschuss an Flüssigkeiten im Körper.

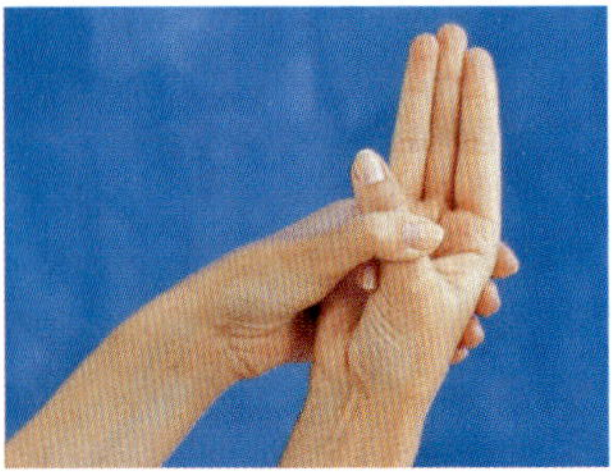

Halten Sie bei Bronchialerkrankungen die Varuna-Mudra.

Varuna-Mudra

- Beugen Sie den kleinen Finger der rechten Hand, bis er den Daumenballen berührt.
- Drücken Sie mit dem Daumen auf den Finger.
- Die linke Hand umschließt die rechte leicht von unten, wobei der linke Daumen auf dem rechten liegt.

Darmbeschwerden

Unser Darm, bestehend aus Dünndarm und Dickdarm, hat viele wichtige Aufgaben. Diese werden von Mikroorganismen ausgeführt, die die vom Magen vorverdaute Nahrung weiter zerlegen. Dabei werden Nährstoffe, Mineralien und Vitamine aufgenommen und an das Blut abgegeben. Im Dickdarm wird dem Stuhl Flüssigkeit entzogen, bevor er ausgeschieden werden kann.

Darmstörungen äußern sich auf vielfältige Art. Blähungen, Durchfall, Verstopfung und Schmerzen sind einige davon. Bei anhaltenden Beschwerden oder Blutungen sollte immer ein Arzt zu Rate gezogen werden.

Autoimmunerkrankungen

Besonders die chronischen Darmerkrankungen wie Colitis ulcerosa und Morbus Crohn bedürfen besonderer Behandlung. Bei diesen Autoimmunerkrankungen wenden sich die eigenen Abwehrzellen, die normalerweise krankhafte und körperfremde Stoffe beseitigen sollen, gegen die eigenen gesunden Zellen in den Darmwänden. Ein chronischer Entzündungsprozess entsteht. Meist werden diese Prozesse medikamentös unterdrückt, um dem Patienten möglichst lange beschwerdefreie Intervalle zu ermöglichen. Doch auch eine Behandlung mit Enzymen kann erfolgreich sein. Sie führt jedoch zu Beginn der Behandlung zu verstärkten Beschwerden, da die Autoimmunkomplexe, welche sich in den Darmwänden abgelagert haben, herausgelöst werden.

Darm und Psyche

Menschen mit Darmerkrankungen haben oft das starke Bedürfnis, alles im Leben unter Kontrolle zu halten. Sie haben Angst, loszulassen und zu delegieren. Es fehlt ihnen das Vertrauen in ihre Mitmenschen und das Leben an sich. Das überbetonte Festhalten führt zu Verstopfung. Gegen dieses Festhalten wehren sich Körper und Seele. Es kommt zu starken und unhaltbaren Durchfällen mit Krämpfen, Schleim- und Blutbeimischung.

Lichtmeditation zur Darmentspannung

- Machen Sie es sich bequem. Es spielt dabei keine Rolle, ob Sie sitzen oder liegen. Schließen Sie die Augen, und legen Sie die Hände untereinander auf Ihren Bauch.
- Atmen Sie tief ein, und stellen Sie sich dabei vor, wie Licht durch Ihre Nase in Ihren Körper fließt. Dieses Licht breitet sich über die Speiseröhre und den Magen aus und fließt weiter hinunter. Es erreicht den Dünndarm und kleidet seine Wände aus. Der Dünndarm entspannt sich. Das Licht wandert weiter durch alle Winkel und Schlingen in den Dickdarm. Hier löst es alten Stuhl von den Darmwänden und bringt Heilung dorthin, wo der Darm geschädigt ist.
- Spüren Sie, wie das Licht Wärme in Ihren Darm bringt und auf seinem Weg alles, was hinaussoll, mitnimmt. Dabei entspannt sich die gesamte Unterbauchmuskulatur, der Bauch wird warm und weich. Lassen Sie sich Zeit, und fühlen Sie sich in Ihren Bauch ein.

Die richtige Mudra bei Darmbeschwerden

Üben Sie bei allen Unterleibsbeschwerden die Maha-Sakral-Mudra, die große Becken-Mudra. Sie löst Spannungen in allen Organen des Beckenraums. Sie können diese Mudra auch auf der Toilette ausführen. Auch bei Menstruationsschmerzen wirkt sie erleichternd.

Maha-Sakral-Mudra

- Legen Sie die Fingerspitzen der Ringfinger aneinander und die Spitzen der kleinen Finger an die Daumen.
- Atmen Sie 10 bis 15 Atemzüge tief in den Bauch.
- Nun werden die Spitzen der kleinen Finger aneinandergelegt,

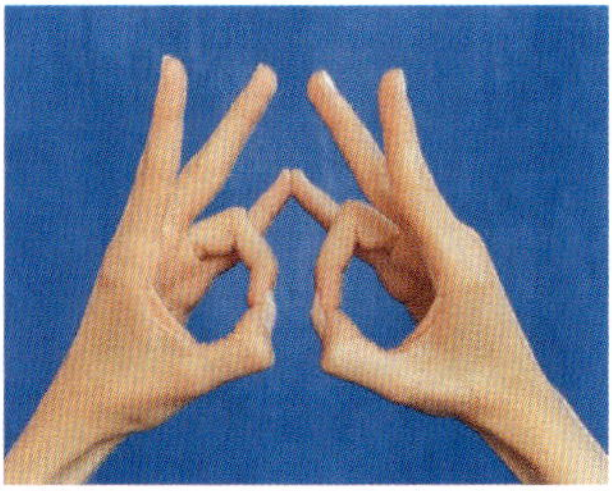

Die Maha-Sakral-Mudra (Variante 2) lindert Darmbeschwerden.

und die Ringfinger berühren gleichzeitig die Daumen.

- Wieder 10 bis 15 Atemzüge halten.

Depressionen

Depressionen äußern sich durch tiefe Traurigkeit und starke Antriebsschwäche. Sie können verschiedene Ursachen haben. Deswegen sollte bei anhaltenden Depressionen immer ein Arzt zu Rate gezogen werden.
Bei Frauen sind die häufigsten körperlichen Ursachen Störungen im Hormonhaushalt, beispielsweise ein starker Östrogenabfall. Doch leider können auch lebensbedrohliche Krankheiten dahinterstecken, bis hin zu einem Hirntumor.
Andauernde emotionale Überbelastungen kommen heute ebenfalls sehr oft als Ursache für Depressionen in Frage. Zunehmend sind Männer betroffen, besonders im Alter ab 50 Jahren.

Die richtige Mudra bei Depressionen

Gegen Depressionen setzen wir eine chinesische Mudra ein, die Tse-Mudra.

Die Kerze – Universalübung für Körper, Geist und Seele

Die Kerze belebt und stärkt den gesamten Körper, reguliert die Drüsenfunktionen und wirkt ausgleichend auf das vegetative Nervensystem.

- Legen Sie sich ausgestreckt auf den Rücken, die Hände flach am Körper.
- Spannen Sie Bauch- und Beinmuskeln an, und heben Sie die Beine, bis sie im rechten Winkel zum Körper sind. Stützen Sie sich dabei mit den Fingerspitzen ab.
- Heben Sie nun Gesäß und unteren Rücken an. Stützen Sie sich dabei mit den Händen in der Taille ab. Die Ellenbogen bleiben dicht am Körper.
- Strecken Sie sich kerzengerade hoch, bis nur noch Nacken und Schultern den Boden berühren.
- Beginnen Sie mit einer Übungsdauer von 30 bis 60 Sekunden. Steigern Sie langsam auf drei Minuten. Atmen Sie während der Übung ganz normal.

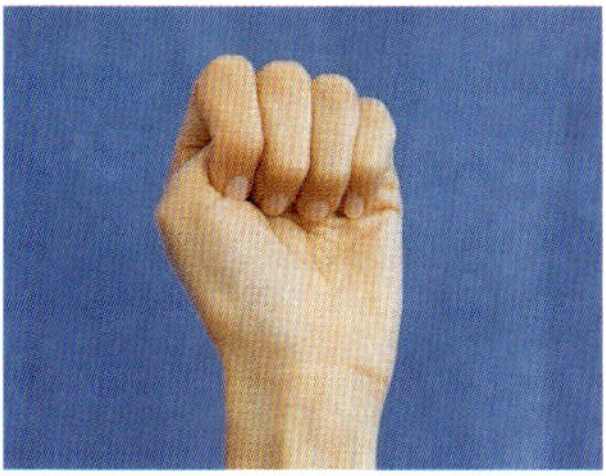

Die Tse-Mudra hilft bei depressiven Verstimmungen.

Tse-Mudra

- Legen Sie Ihre Hände auf die Oberschenkel. Strecken Sie den Daumen zur Wurzel des kleinen Fingers, und umschließen sie ihn dann mit den vier Fingern dieser Hand. Atmen Sie dabei tief ein.
- Beim Ausatmen öffnen Sie die Hände und schütteln sie rhythmisch nach unten aus. Atmen Sie in vier Stufen durch den Mund aus.
- Wiederholen Sie diese Übung mindestens 7-mal.
- Schließen Sie nun die Augen, und erinnern Sie sich an einen Augenblick der Fröhlichkeit und des Glücks in Ihrem Leben. Atmen Sie diese Fröhlichkeit tief in sich ein.

Entgiftung

Nahrungsmittel und Getränke sind in der modernen Industriegesellschaft mit vielfältigen chemischen Zusätzen verunreinigt. In nichtindustrialisierten Ländern sind Obst und Feldfrüchte obendrein mit Pestiziden und Insektiziden besprüht, die hierzulande längst verboten sind. Die Kontrollen sind oft unzureichend. Was also alles über die Lebensmittel in unseren Körper kommt, ist uns nicht genau bekannt.

Auch die Luft enthält viele schädliche Partikel und Giftstoffe, die sich über die Atemwege im Körper ablagern. Da hilft auch die gesündeste Ernährung nicht viel. Wir können jedoch einiges tun, um einen Teil dieser Stoffe wieder auszuscheiden.

Wege zur Entschlackung

Ab Seite 91 finden Sie einige Anleitungen zu ayurvedischer Körperreinigung: Dhauti – die innere Reinigung. Dabei wird der Körper zur Entschlackung angeregt und setzt seine Reinigungsmechanismen in Gang.

Bäder mit basischen Salzen sorgen für eine Entgiftung über die Haut. Besonders wirkungsvoll ist die Einnahme der Alge Chlorella pyrenoidosa. Sie ist als Nahrungsergänzung im Fachhandel erhältlich. Als einziges Präparat ist die Chlorella in der Lage, Giftstoffe aus den Zellzwischenräumen auszulösen. Dazu zählen vor allem Belastungen mit Lösungsmitteln

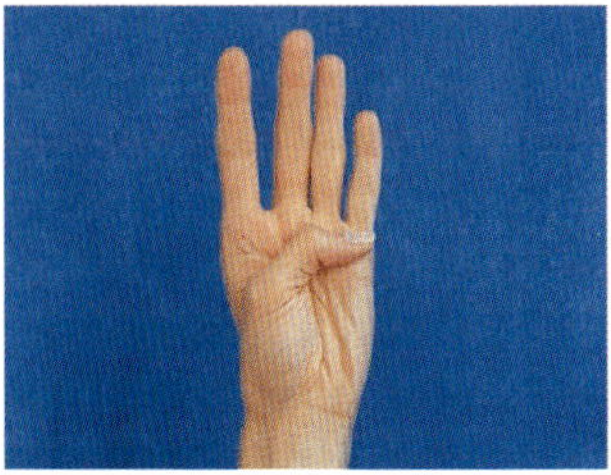

Die Wasser-Mudra hilft bei der Entgiftung des Körpers.

und Quecksilber, weshalb sie von neurobiologisch arbeitenden Zahnärzten zur Ausleitung eingesetzt wird. Ihre Einnahme sollte allerdings genau dosiert erfolgen, um eine Überlastung der Nieren zu vermeiden.
Darüber hinaus wird seit einigen Jahren so genanntes levitiertes Wasser angeboten, welches die Eigenschaft besitzt, ähnlich der menschlichen Lymphe, Giftstoffe an sich zu binden und aus dem Körper herauszuschwemmen.
Die physikalische Struktur des Wassers wird durch ein spezielles Verfahren, die Kolloidierung, verändert. Auf diese Weise werden sämtliche Schadstoffe im Wasser selbst unschädlich gemacht.

Die richtigen Mudras zur Körperreinigung

Für die Entgiftung wenden wir eine von mir entwickelte Mudrakombination an – Wasser- und Apan-Mudra. Mit Hilfe der Wasser-Mudra wird das Wasser im Körper reduziert und die Ausscheidung von Flüssigkeit gefördert.

Wasser-Mudra

- Strecken Sie alle vier Finger nach oben.
- Der Daumen drückt auf die Wurzel des kleinen Fingers.
- Üben Sie diese Mudra etwa 5 Minuten lang mit beiden Händen.
- Nun formen wir mit beiden Händen die Apan-Mudra (Energie-Mudra). Diese Mudra wirkt entgiftend und regt Leber und Gallenblase an, die dem Element Holz zugeordnet sind.

Apan-Mudra

- Legen Sie die Spitzen von Mittel- und Ringfinger auf die Spitze des Daumens.
- Zeigefinger und kleiner Finger werden locker gestreckt.

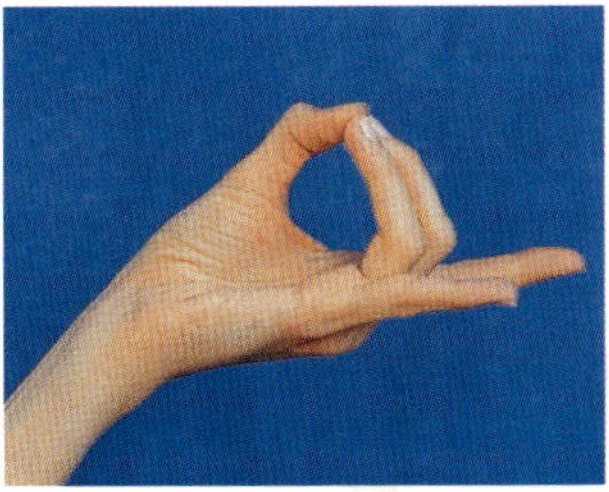

Kombinieren Sie die Apan-Mudra mit der Wasser-Mudra.

- Halten Sie diese Mudra etwa 15 Minuten.
- Wenden Sie diese Kombination 3-mal täglich an.

Fantasiereise

- Schließen Sie die Augen, und entspannen Sie sich.

Stellen Sie sich vor, Sie schwimmen in einem warmen, kristallklaren Fluss.

- Fühlen Sie, wie das Wasser Ihren Körper umschmeichelt.
- Beobachten Sie das Wasser aufmerksam. Spüren Sie, wie es in die Poren Ihres Körpers eindringt und durch ihn hindurchfließt.

Hinter Ihnen ist das Wasser dunkel gefärbt von den Giftstoffen, die es ausspült.

- Schwimmen Sie so lange, bis das Wasser hinter Ihnen klar wird. Ihr Körper ist innerlich und äußerlich rein.
- Ruhen Sie noch etwas in der warmen Sonne am Ufer aus.
- Halten Sie dabei die Apan-Mudra.

Erkältungen

Erkältungen sind Viruskrankheiten. Die einzige Hilfe für Ihren Körper ist also die Unterstützung des Immunsystems. Ob eine Erkältung sich durch Husten, Schnupfen, Kopfschmerz, Heiserkeit oder alles zusammen äußert, hängt davon ab, in welchen Bereichen Ihres Körpers die Abwehr gerade geschwächt ist oder ob das gesamte Immunsystem einen jahreszeitlich bedingten Kräfteabfall durchmacht.
Oft wird schon vor Beginn einer Erkrankung zu abwehrstärkenden Mitteln geraten. Dies halte ich für grundlegend falsch. Durch diese Mittel wird das Immunsystem angeregt, vermehrt Abwehrzellen zu produzieren, die dann gar nicht gebraucht werden. Diese Dauerproduktion ist jedoch eine Belastung für den Körper, die ihn auf längere Sicht schwächt. Kommt es dann zu einer Erkrankung, ist der Körper nicht mehr stark genug, diese gut abzuwehren.
Unterstützen Sie dagegen im richtigen Moment Ihr Immunsystem, hat der Körper genügend Energiereserven, um sich ganz auf die Abwehr der Erreger zu konzentrieren. Dadurch verläuft die Erkrankung weniger dramatisch, und Sie sind schneller gesund.
Nehmen Sie in dieser Zeit hoch dosierte natürliche Vitamine zu sich, sorgen Sie für frische Luft, und trinken Sie mindestens einen Liter mehr, als Sie es sonst gewohnt sind. Ist die Nase betroffen, machen Sie eine Nasenspülung (Seite 91). So entfernen Sie Krusten und Schleim, und die Atmung wird erleichtert.

Die richtigen Mudras bei Erkältungen

Wenn Sie frösteln, ist die Linga-Mudra (Seite 39) ein gutes Hilfsmittel, um sich aufzuwärmen. Im Anschluss daran üben Sie die Pran-Mudra (Seite 28). Sie wird Ihnen neue Energie verleihen. Die Tiefenatmung (Seite 99) unterstützt den Körper bei der Abwehr von Krankheiten, reinigt das Blut und stärkt die Lungenfunktion.

Gallenblasenleiden

Gallenleiden, z. B. Gallengrieß und Steine, können sehr schmerzhaft sein. Daher ist es wichtig, dafür zu sorgen, dass diese gar nicht erst entstehen. Schon 1928 wurde in der Zeitschrift »Klinische Wochenschrift« über den Zusammenhang von Gallenerkrankungen und Gefühlen berichtet. Unsere Sprache ist ja voll von ausdrucksstarken Hinweisen darauf: »Er spuckt Gift und Galle«, »mir läuft die Galle über«, »sie ist gelb vor Eifersucht« sind nur einige Beispiele. Auch Verbitterung und innere Verhärtung als Ergebnis falschen Stolzes können für die Entstehung von Gallensteinen eine Rolle spielen. Der Autor schrieb damals, dass die Zusammensetzung der Gallensekretion unter Einwirkung von Freude eine andere sei als unter Einwirkung von Unlustgefühlen. Die psychischen Ursachen wurden schon damals diskutiert.
Heute weiß man, dass Gallenleiden häufig bei Menschen auftreten, die sich ihres Ärgers zwar bewusst sind, ihn jedoch nicht ausdrücken können. Auch Menschen, die sich eher über sich selbst als über andere ärgern und keinen Weg finden, diesem Luft zu machen, sind von Gallenleiden betroffen.
Wichtig ist es, seinen Gefühlen Raum zu geben. Wut und Ärger sind Aggressionen, die abreagiert werden müssen, um keinen Schaden im eigenen Körper anzurichten (siehe Aggressionen, Seite 26).

Die richtigen Mudras bei Gallenblasenleiden

Sind Sie schon von Gallenleiden befallen, ist es wichtig, die Produktion der Gallenflüssigkeit in der Leber anzuregen, z. B. durch regelmäßige Einnahme von Schwedenbitter oder einen selbst aufgesetzten Löwenzahnblütenschnaps. So kann eine Steinbildung verhindert werden.
Die Apan-Mudra (Seite 44) wirkt stimulierend auf Leber und Gallenblase, die dem Element Holz zugeordnet sind. Sie wirkt darü-

ber hinaus ausgleichend auf die Psyche. Eine besonders deutliche Wirkung bei akuten Gallenstaus hat die Mukula-Mudra, die so genannte Schnabelhand. Diese Mudra gibt Energie an den Körperteil, der gerade etwas mehr davon benötigt.

Mukula-Mudra

- Legen Sie dazu die Spitzen der vier Finger auf die Spitze des Daumens.
- Nun legen Sie die so zentrierten Fingerspitzen auf den schmerzenden Körperteil.
- Halten Sie die Position mehrmals täglich 5 Minuten, oder ziehen Sie sanfte Kreise um den schmerzenden Bereich.
- Bei Beschwerden im Leber-Gallen-Bereich setzen Sie die linke Hand unter die Spitze des Brustbeins.
- Mit der Rechten streichen Sie mit einer schnellen Bewegung unter dem Rippenbogen entlang von oben nach unten etwa 20- bis 25-mal. Der Stau löst sich bald auf. Gelegentlich kommt es noch einmal zu kurzen krampfartigen Schmerzen, wenn die Energie wieder zu fließen beginnt.
- Denken Sie bitte daran, sich mit den gestauten Gefühlen auseinanderzusetzen. Sprechen Sie sie laut und deutlich aus, und üben Sie Vergebung.

Geschlechtsspezifische Erkrankungen

Erkrankungen der Geschlechtsorgane gehören immer in ärztliche Behandlung. Bei leichten Beschwerden und zur Unterstützung der ärztlich verordneten Therapie können naturheilkundliche Anwendungen jedoch durchaus sinnvoll sein.

Beschwerden bei Männern

Beim Mann kommt es in fortgeschrittenem Alter häufig zur Vergrößerung der Prostata und damit zu Beschwerden beim Wasserlassen. Die Prostata produziert eine Flüssigkeit, die die Samen beweglich hält und vor dem sauren Milieu in der Vagina schützt. Nimmt die sexuelle Aktivität ab, entsteht durch die nicht abgeführte Flüssigkeit ein Stau. Mit der Zeit muss der Stauraum, die Prostata, vergrößert werden.

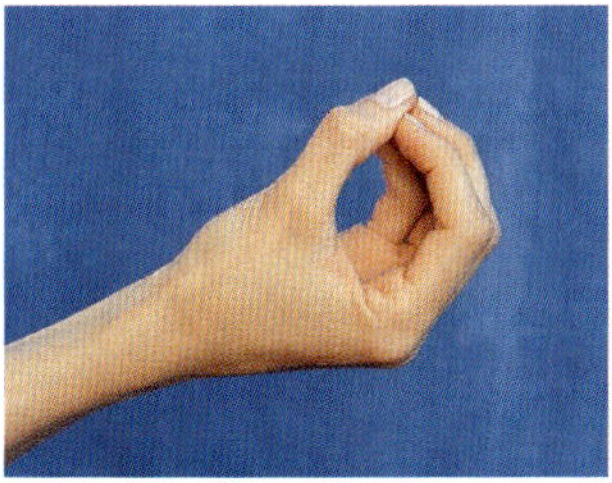

Halten Sie die Mukula-Mudra bei akuten Gallenstaus.

In arabischen Ländern, in denen Männer in hohem Alter noch viel Wert auf geschlechtlichen Verkehr legen, ist dieses Problem fast unbekannt. Bei Impotenz jedoch tritt es viel früher auf.
Im Bereich der Naturheilkunde werden in diesem Fall Medikamente auf der Basis von Kürbiskernen empfohlen. Sie wirken rückbildend auf das Gewebe. Aus psychologischer Sicht ist anzuraten, sich wieder mehr auf die eigene Sexualität einzulassen. Sie ist auch im Alter vollkommen natürlich. Bei psychosomatischer Impotenz hat sich die Hypnosetherapie als sehr wirkungsvoll erwiesen. Das Auflösen des Grundproblems und die Stärkung des Selbstwertgefühls machen eine Erektion wieder möglich.

Beschwerden bei Frauen

Frauen leiden weit häufiger an Beschwerden der Geschlechtsorgane als Männer. Ist das empfindliche Milieu in der Vagina gestört, kommt es leicht zu einem Befall mit Candida (Pilzerkrankung). Zu Beginn der Erkrankung sind Tamponeinlagen mit Naturjoghurt oder Quark zu empfehlen. Auch Sitzbäder mit Obstessig helfen, das saure Milieu zu stabilisieren: Ein bis zwei Teelöffel Obstessig auf ein Glas Wasser zweimal täglich getrunken lösen Pilzsporen im Darm. Mein Tipp: Camphora Urtinktur. Davon 3 bis 7 Tropfen in warmem Wasser einnehmen.
Monatlich wiederkehrende Beschwerden bei der Menstruation sind nicht nur lästig, sondern häufig auch sehr schmerzhaft. Von leichtem Ziehen im Unterbauch bis zu Krämpfen und migräneartigem Kopfschmerz – kaum eine Frau hatte nicht schon damit zu tun. Auch heftige Anfälle von Depressionen treten auf. Letztere sind häufig die Folge eines zu starken Östrogenabfalls. Dem können Sie entgegenwirken, indem Sie drei Tage vor Beginn der Menstruation täglich ein Glas Bier, vorzugsweise alkoholfrei, trinken.

Die richtigen Mudras für Männer und Frauen

Setzen Sie die Apan-Mudra (Seite 44) jeweils für mehrere Minuten an folgenden Stellen des Kopfes an: an den Schläfen, am hinteren Schädelrand rechts und links der Halswirbel, hinter den Ohren, rechts und links der Nasenwurzel, in der Mitte der Augenbrauen.
Trinken Sie bei den ersten Anzeichen von Kopfschmerzen mindestens 4 Gläser Wasser oder Kräutertee. Trinken Sie auch in den folgenden Tagen mindestens einen Liter Flüssigkeit mehr als

Sonnenatmung

- Legen Sie sich lang ausgestreckt hin, die Hände sind auf dem schmerzenden Unterbauch.
- Schließen Sie die Augen. Stellen Sie sich vor, die Sonne schwebt über Ihnen und strahlt eine sanfte Wärme aus.
- Atmen Sie nun mit jedem Einatmen diese Wärme in Ihren Körper, genau in den Unterbauch.
- Mit dem Ausatmen lassen Sie die Schmerzen heraus.
- Mit dem nächsten Einatmen füllen Sie den Platz der Schmerzen mit Wärme aus.
- Atmen Sie ruhig und gelassen. Fahren Sie so lange fort, bis die Schmerzen verschwunden sind.

sonst, um den Flüssigkeitsverlust durch die Blutung auszugleichen. Sie können als Unterstützung auch die Wasser-Mudra anwenden (Seite 44).
Bei starken und krampfartigen Schmerzen hilft Ihnen die Maha-Sakral-Mudra (Seite 41). Sie entspannt den gesamten Beckenraum.
Die Yogaübung »Kerze« (Seite 42) wirkt ebenfalls positiv auf die Beckenorgane und kann hier für Erleichterung sorgen. Wegen der starken Bauchdurchblutung sollte sie maximal fünf Atemzüge gehalten werden.

Hämorrhoidalleiden

Hämorrhoiden sind die Folgen von andauerndem Druck auf die Venen im Enddarm. Der Rückfluss des Blutes wird erschwert. Bei Frauen entstehen sie häufig im Verlauf einer Schwangerschaft. Sie treten jedoch auch sehr oft bei Menschen auf, die unter einer andauernden beruflichen oder persönlichen Anspannung stehen.
Parallel zum Anspannen der Muskulatur des Beckenbodens kommt es auch häufig zu nächtlichem Zähneknirschen. Die Kiefermuskulatur ist in Dauerspannung, ganz nach dem Motto »... die Zähne zusammengebissen und durch«.

Die richtige Mudra bei Hämorrhoidalleiden

Auch hier finden Sie Erleichterung durch die Maha-Sakral-Mudra (siehe Seite 41). Darüber hinaus sollten Sie regelmäßig den Beckenbodenfahrstuhl benutzen, um die Anspannungen im Enddarm zu lösen. Diese Übung hilft auch bei Inkontinenz auf Grund von Schließmuskelschwäche.

Beckenbodenfahrstuhl

- Dazu spannen Sie schrittweise den Beckenboden an, so als müssten Sie starken Stuhldrang zurückhalten.
- Parallel dazu beißen Sie die Zähne zusammen.
- Nun lösen Sie Kiefer- und Beckenbodenmuskeln gleichzeitig und schrittweise, bis beide völlig locker sind.

Hautkrankheiten

Die Haut gehört zu den Organen unseres Körpers und ist mit etwa 18 000 Quadratzentimetern Fläche das größte. Sie grenzt den menschlichen Organismus gegen seine Umwelt ab. Damit hat sie eine bedeckende und eine schützende Funktion. Sie verhindert das Eindringen von Krankheitskeimen, ist an der Flüssigkeits- und Wärmeregelung des Körpers beteiligt und schützt ihn gegen Strahlen.
Darüber hinaus ist die Haut ein wichtiges Wahrnehmungsorgan. Die Zahl der sensiblen Nerven, die von der Haut zum Rückenmark laufen, beträgt über eine halbe Million.
Die elementare Bedeutung der Haut für den Menschen findet sich auch in Redewendungen wie »etwas geht unter die Haut«, »jemand ist dünnhäutig« oder »er hat ein dickes Fell«.
Nervöse Hauterkrankungen mit Pickel- oder Bläschenbildung und Juckreiz stehen oft mit unterdrückten Aggressionen in Zusammenhang. Der Juckreiz dient der Abreaktion dieser Aggression, der Hautausschlag signalisiert den Mitmenschen die Ablehnung von Nähe. Wer mag schon gerne Haut berühren, die äußerlich unästhetisch aussieht? Hat der Patient den richtigen Umgang mit seinen Aggressionen gelernt, lassen diese Hauterscheinungen schnell nach.

Die richtigen Mudras für eine schöne Haut

Um eine schöne und gesunde Haut zu bekommen, müssen also viele Faktoren berücksichtigt werden. Die aktuellen Lebensumstände spielen dabei eine wichtige Rolle. Wenn Ihre Haut auf Grund von unterdrückten Aggressionen unrein ist, sollten Sie zuerst lernen, sich mit diesen Gefühlen auseinanderzusetzen.
Dabei unterstützt Sie die Mushti-Mudra (siehe Seite 27).
Um sich ein dickeres Fell zuzulegen und in der Pubertät ein gesundes Selbstwertgefühl zu ent-

wickeln, ist es wichtig, das Wurzelchakra zu stärken. In der Wurzel liegt die Kraft der Pflanze. Gesunde Blätter und Blüten kann sie nur mit einer gesunden und starken Wurzel entwickeln. So ist es auch für uns wichtig, fest im Leben verankert zu sein und unsere mentalen Wurzeln zu kräftigen. Um dies zu erreichen, üben wir die Prithivi-Mudra – die Erd-Mudra. Diese Mudra stärkt Haut, Haare, Fingernägel, Sehnen und Bänder und verbessert den Geruchssinn.

Prithivi-Mudra

- Legen Sie die Spitzen von Daumen und Ringfinger mit leichtem Druck aufeinander.
- Die anderen Finger halten Sie locker gestreckt.
- Bei akuten Hautkrankheiten üben Sie diese Mudra mehrmals täglich mindestens zehn Minuten lang.

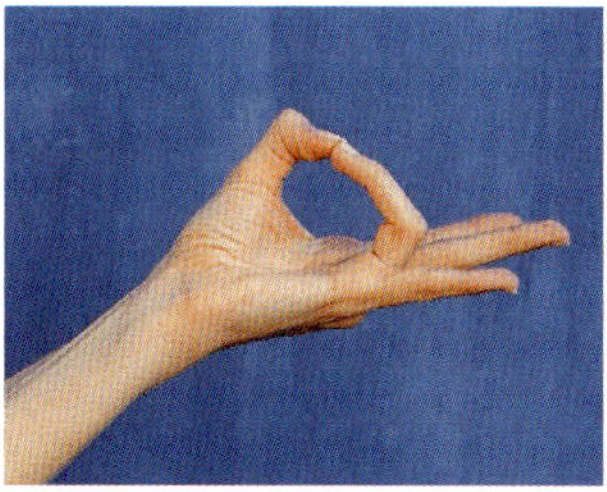

Die Prithivi-Mudra sorgt für eine schöne Haut.

Herzbeschwerden

Das Herz pumpt das Blut durch unseren Körper und sorgt so für die Versorgung unserer Organe mit Sauerstoff und Nährstoffen. Die Organzellen nehmen die im Blut gelösten Stoffe auf und geben Kohlendioxid ab, welches dann zur Lunge transportiert und ausgeatmet wird.
Das Herz selbst ist von einem Netz feiner Blutgefäße umgeben, den Herzkranzgefäßen. Diese sorgen für seine Ernährung. Eine Verengung oder Verlegung eines dieser Gefäße führt zu einer Unterversorgung des Herzmuskels. Dies kann zur Nekrose (Absterben) des Muskelbereichs und damit zum Herzinfarkt führen.
In der östlichen Welt gilt das Herzchakra auch als energetischer Mittelpunkt des Menschen. Hier wird das rationale Denken aus dem Kopf mit der emotionalen Wahrnehmung aus dem Bauch verbunden. In der westlichen Welt wird dem Herzen wenig Aufmerksamkeit geschenkt. Hier hat der Kopf, das rationale Denken, die Oberhand.

Herzmeditation

- Machen Sie es sich bequem, und entspannen Sie sich.
- Stellen Sie sich vor, Sie sind in einer engen Stadt. Es ist laut,

viele Menschen gehen an Ihnen vorbei. Niemand sieht Sie an oder scheint sich für Sie zu interessieren. Sie fühlen sich von den Menschen getrennt.

- Begeben Sie sich auf die Suche nach Ihrem Herzen. Gehen Sie durch die Straßen der Stadt, mal rechts herum, mal links herum. Langsam verklingen die lauten Geräusche, die Wege werden weiter und offener. Die Umgebung ist grüner. Bäume säumen die Straßen.
- Wandern Sie aus der Stadt hinaus. Lassen Sie sich führen von dem inneren Bild Ihres Herzens. Sie kommen in eine wunderschöne Landschaft vor der Stadt. Sie folgen einem Weg, der sich dort windet, und betrachten aufmerksam die Umgebung. Etwas erregt Ihre Aufmerksamkeit. Gehen Sie dorthin. Es ist der Ort, an dem Sie Ihr Herz finden. Nehmen Sie Ihr Herz in Ihre Hände. Betrachten Sie es aufmerksam.
- Sieht es gesund, lebendig und gut genährt aus? Oder fehlt ihm etwas. Finden Sie heraus, was Ihr Herz braucht. Sie können es einfach fragen oder sich in Ihr Herz einfühlen.
- Erfüllen Sie die Wünsche Ihres Herzens. Lassen Sie Ihre Liebe sanft hineinfließen. Fühlen Sie, wie Ihr Herz lebendiger und kräftiger wird.
- Legen Sie es sanft in die Mitte Ihrer Brust, und bleiben Sie noch eine Weile mit Ihrer Aufmerksamkeit dort. Kehren Sie dann in Ruhe zurück.

Volkskrankheit Herzinfarkt

Es ist nicht verwunderlich, dass Herz-Kreislauf-Erkrankungen und Herzinfarkt als Volkskrankheiten gelten und die häufigste Todesursache sind. Die fehlende Liebe und Aufmerksamkeit lässt das Herz verhungern.

Dabei ist es gar nicht so wichtig, diese Aufmerksamkeit von einem anderen Menschen zu bekommen. Die größere Bedeutung hat die Aufmerksamkeit, die wir uns selber schenken. Nur wer sich selbst liebt, kann auch andere lieben.

Vielen Menschen fällt gerade dies sehr schwer. Die Medien gaukeln uns Idealbilder von Menschen vor, denen wir nur schwer entsprechen können. Ein Gefühl der Minderwertigkeit entsteht. Schon Kinder müssen häufig völlig überzogenen Leistungsansprüchen der Eltern genügen. Wird diese Leistung nicht erbracht, droht Liebesentzug.

Das Herz schmerzt, es krampft sich zusammen. Patienten mit Arteriosklerose und Asthma cardiale kennen diese Symptome. Auch emotionale Überlastung führt zu

Herzproblemen. Über 80 Prozent aller Herzrhythmusstörungen sind psychosomatisch.
Der Volksmund spricht von »Engherzigkeit«, wenn jemand keine Liebe geben kann. Ein »weites und offenes Herz« zu haben zeigt die Fähigkeit, annehmen und geben zu können. Ein »weiches« Herz zeugt von Verletzlichkeit und Mitleid, ein »hartes« Herz von Unnahbarkeit.

Die richtigen Mudras für ein gesundes Herz

Wie können uns Mudras helfen, das Herz zu stärken und für die Liebe zu öffnen? Ganesha, der Elefantengott, der alle Hindernisse überwinden kann, spielt hier eine wichtige Rolle. Die Ganesha-Mudra aktiviert das Herzchakra, stärkt die Herzmuskulatur und weitet die Bronchien. Verspannungen in der Atemhilfsmuskulatur werden gelöst, der Brustraum öffnet und weitet sich. Die Bereitschaft zu mehr Mut, Vertrauen, Zuversicht und Offenheit wird gestärkt. Die Ganesha-Mudra aktiviert das Element Feuer und stärkt damit die Lebensenergie.

Ganesha-Mudra

- Halten Sie die linke Hand mit der Handinnenfläche nach oben vor die Brust. Krümmen Sie die Finger, und greifen Sie mit den gekrümmten Fingern der rechten Hand in die linke.
- Halten Sie die Hände in Höhe des Herzchakras. Atmen Sie ruhig und tief ein.
- Beim Ausatmen ziehen Sie nun die Hände kräftig auseinander. Bei der nächsten Einatmung lockern Sie diesen Griff wieder.
- Nach 3 Atemzügen wechseln Sie die Handstellung. Nun zeigt die rechte Handinnenfläche nach oben. Üben Sie mindestens 5, besser 15 Minuten lang.
- Zum Abschluss legen Sie Ihre Hände locker untereinander angeordnet auf das Herzchakra. Die Hände sollen nicht aufeinanderliegen. Atmen Sie einige Atemzüge in die Handflächen.

Bei akuten Herzanfällen hilft die Apan-Vayu-Mudra – wenn sie schon bei den ersten Anzeichen angewendet wird –, und zwar schneller als das gebräuchliche Nitro-Spray. Sie wird auch »Le-

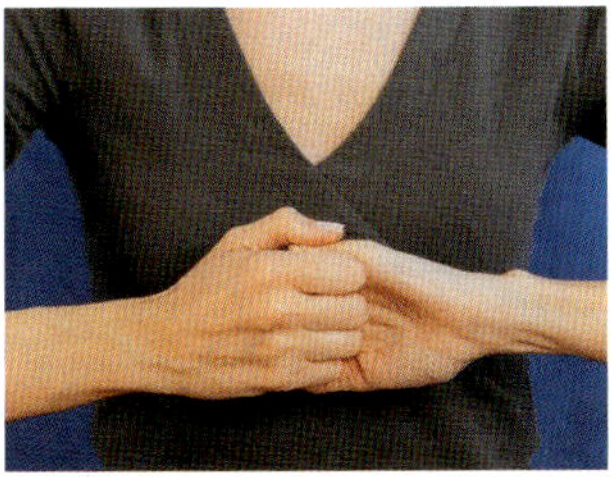

Halten Sie die Ganesha-Mudra, um Ihrem Herzen Gutes zu tun.

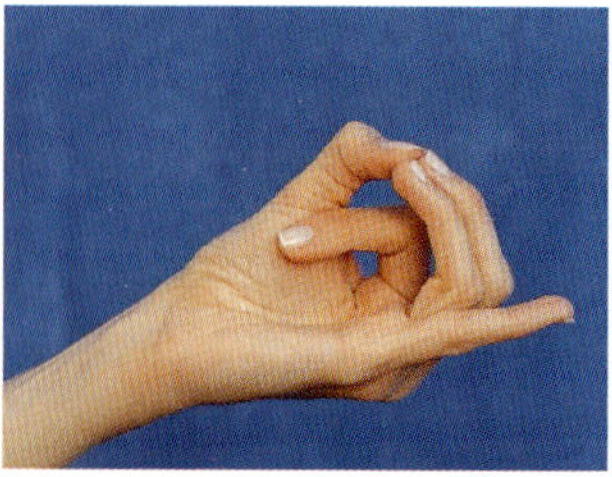

Die Apan-Vayu-Mudra kann bei akuten Herzanfällen helfen.

bensretter« genannt und hat schon vielen Menschen geholfen. Sie sollte immer mit beiden Händen ausgeführt werden.

Apan-Vayu-Mudra

- Beugen Sie den Zeigefinger, sodass er den Daumenballen berührt.
- Die Spitzen von Mittel- und Ringfinger berühren die Daumenspitze.
- Der kleine Finger bleibt gestreckt.

Immunschwäche

Das Immunsystem ist ein hoch spezialisiertes Abwehrsystem. Es geht gegen körperfremde und schädigende Stoffe, die so genannten Antigene, vor, indem es Abwehrzellen, die Antikörper, bildet. Antigen und Antikörper passen wie Schlüssel und Schloss zusammen. Nur ein ganz speziell gebildeter Antikörper kann also das Antigen einfangen und vernichten. Nach dem ersten Kontakt mit einem körperfremden Stoff bildet der Organismus Gedächtniszellen. So ist es ihm bei erneutem Kontakt möglich, mit den richtigen Antikörpern schnell zu reagieren.
Schlafmangel, Stress, Bewegungsmangel und einseitige Ernährung schwächen unser Immunsystem. Wer seinen Vitamin- und Mineralstoffbedarf nicht über die Nahrung decken kann – was heute leider überwiegend der Fall ist –, sollte diese Stoffe als Nahrungsergänzung zu sich nehmen. Dabei ist von Bedeutung, natürliche Vitamin- und Mineralkomplexe auszuwählen. Sie sind in ihrer Wirkung aufeinander abgestimmt und können so vom Körper viel besser aufgenommen und effektiver verwertet werden.
Viel Bewegung an frischer Luft, Kneipp'sche Anwendungen mit kaltem oder lauwarmem Wasser und regelmäßige Entspannungen sorgen ebenfalls für ein gesundes Immunsystem. Oft kann auch eine Sanierung der Darmflora notwendig sein.

Die richtige Mudra für ein starkes Immunsystem

Zur Stärkung des Immunsystems üben wir die Bhramara-Mudra –

die Biene. Diese Mudra hat ihren Ursprung im indischen Tempeltanz. Die Bhramara-Mudra wird immer mit beiden Händen ausgeführt.
Üben Sie sie möglichst oft. Täglich 3- bis 5-mal 10 Minuten sorgen bereits für eine gute Immunstabilität.

Bhramara-Mudra

- Legen Sie den Zeigefinger in die Daumengrube.
- Der Daumen drückt nun sanft an die Seite des Mittelfingernagels.
- Die anderen beiden Finger sind gestreckt.
- Wenn Sie unter Allergien leiden, die auf ein irregeleitetes Immunsystem zurückzuführen sind, sollten Sie die Bhramara-Mudra in Kombination mit einer Lichtmeditation mindestens 20 Minuten am Stück ausführen.

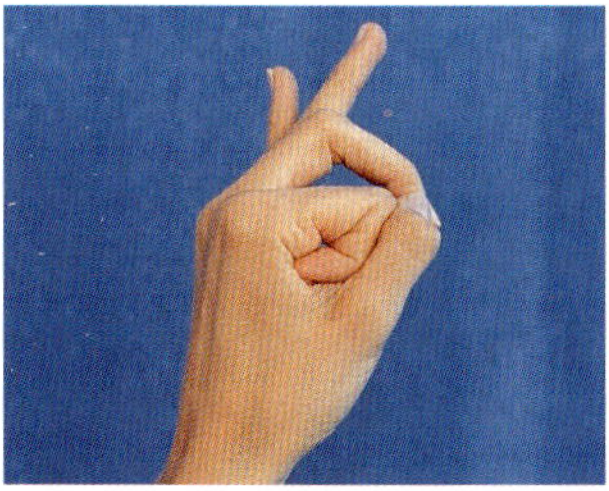

Mit der Bhramara-Mudra können Sie Ihr Immunsystem stärken.

Bhramara – die Lichtmeditation

- Setzen oder legen Sie sich bequem hin, und nehmen Sie die Haltung der Bhramara-Mudra ein.
- Stellen Sie sich nun vor, aus dem Kosmos fließt ein heller Lichtstrahl zu Ihnen und hüllt Sie ganz ein. Das Licht bildet einen Schutzmantel um Sie herum, welcher Sie vor weiteren Kontakten mit allergieauslösenden Stoffen schützt.
- Atmen Sie das reine Licht ein. Stellen Sie sich vor, wie es durch Ihren Blutkreislauf überall im Körper verteilt wird.
- Beobachten Sie, wie das Licht die irregeleiteten Abwehrzellen einhüllt und auflöst.
- Sehen Sie sich selbst befreit von allen Beschwerden.
- Denken Sie jetzt dazu: »Ich nehme mich an in Liebe, so wie ich bin.«

Innere Unruhe

Wenn Sie unruhig und nervös sind und keine Gelegenheit haben, diese Nervosität durch Bewegung an der frischen Luft – beispielsweise durch Radfahren, Joggen, Spazierengehen oder Ähnlichem – abzubauen, können eine kleine Meditation sowie die eine oder andere Mudra von großem Nutzen sein.

Die richtigen Mudras bei innerer Unruhe

Die Atmanjali-Mudra bringt innere Sammlung, Harmonie, Ausgeglichenheit, Stille, Ruhe und Frieden.

Atmanjali-Mudra

- Setzen Sie sich bequem hin.
- Wenn Sie können, wählen Sie eine Meditationshaltung.
- Legen Sie Ihre Handflächen aufeinander, wie zum Gebet.
- Halten Sie Ihre Hände dabei in Höhe des Herzchakras.

So verstärken Sie die Wirkung

Verstärken Sie die Atmanjali-Mudra, indem Sie die Worte »Ruhe« und »Loslassen« meditieren.

- Sie sitzen in der oben beschriebenen Haltung.
- Nun richten Sie Ihren inneren Blick auf den Punkt zwischen den Augenbrauen. Dies dämmt die Gedankenflut ein.
- Atmen Sie tief in den Bauch ein. Dabei denken Sie das Wort »Ruhe«.
- Nun atmen Sie lang und gleichmäßig aus und denken das Wort »Loslassen«.

Sie werden spüren, wie sich Ihre Gedanken beruhigen und sich die Spannungen, die für Ihre Nervosität und Unruhe verantwortlich sind, lösen.

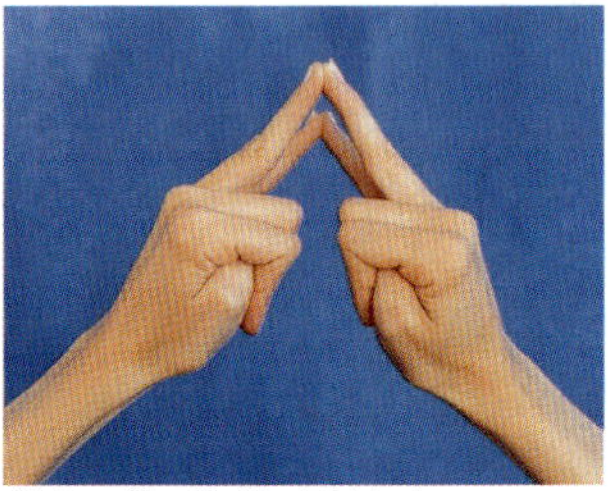

Halten Sie die Shakti-Mudra bei innerer Unruhe.

Eine weitere Mudra, die sich im Falle von Nervosität und innerer Unruhe gut zur Beruhigung eignet, ist die Shakti-Mudra. Sie ehrt Shakti, die Mutter aller Dinge, Göttin der Lebensenergie und der unsprünglichen Lebenskraft. Die Shakti-Mudra verstärkt die Tiefenatmung, und sie beruhigt und erleichtert das Einschlafen am Abend.

Shakti-Mudra

- Beugen Sie die Daumen der Hände in die Handflächen, und legen Sie Zeige- und Mittelfinger locker darüber.
- Die Ringfinger und die kleinen Finger berühren die Spitzen der entsprechenden Finger der anderen Hand.
- Üben Sie die Shakti-Mudra höchstens 10 Minuten und nicht öfter als 3-mal täglich, da sie sonst zu Trägheit führen kann.

Kopfschmerzen

Die Anforderungen an ein flexibles und umfassendes Denken lassen die Köpfe rauchen. Mancher verliert dabei den Kopf, hat den Kopf voll, oder die Sache wächst ihm über den Kopf. Er ärgert sich über Entscheidungen über seinen Kopf hinweg und verliert den Verstand. Wenn ihm dann ein lieber Mensch den Kopf verdreht, weiß er nicht mehr, wo ihm der Kopf steht. Obwohl er nicht auf den Kopf gefallen ist, hat er dennoch einen Brummschädel.
Kein Wunder, dass chronische Kopfschmerzen heute keine Seltenheit sind und Gedankenfülle den Schlaf stört. Eine Reihe von Mudras und Yogaübungen können uns helfen, den Kopf wieder frei zu bekommen. Stress wird abgebaut, und wir können wieder fröhlich und gelöst unseren täglichen Aufgaben nachgehen.
Bei anhaltenden oder häufig wiederkehrenden Schmerzen sollten Sie jedoch unbedingt einen Arzt aufsuchen!

Die richtigen Mudras für einen klaren Kopf

Beginnen Sie mit der Kalesvara-Mudra. Sie ist dem Gott Kalesvara geweiht, der Macht über die Zeit hat. Sie sorgt dafür, dass Zeit für uns keine Bedrohung und Enge mehr darstellt, sondern Weite, Ruhe und Raum.

Kalesvara-Mudra

- Legen Sie die Daumen sowie die Spitzen der Mittelfinger aneinander.
- Halten Sie diese gestreckt, während Sie die anderen Finger nach innen biegen und mit den zweiten Fingergliedern sanft gegeneinanderdrücken.
- Spreizen Sie die Ellenbogen, und halten Sie diese Mudra vor Ihre Stirn in Höhe des »dritten Auges«, auf welches die Daumen nun weisen.
- Atmen Sie durch die Nase ein und durch den Mund wieder aus.
- Vertiefen Sie die Übung, indem Sie die Augen schließen und den inneren Blick auf das Stirnchakra (drittes Auge) richten (Seite 13).
- Üben Sie 5 bis 10 Minuten lang.

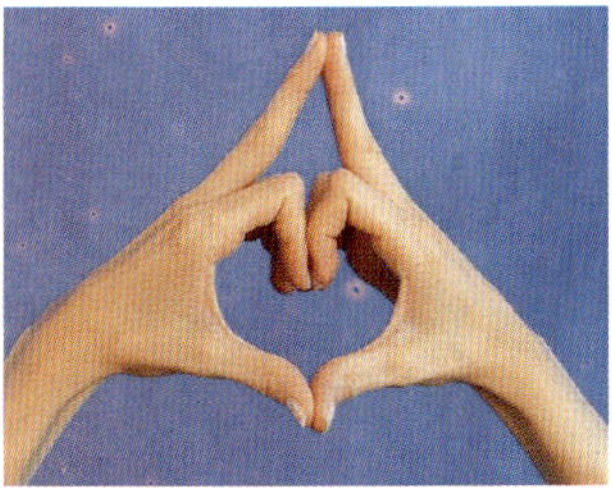

Die Kalesvara-Mudra sorgt für ein positives Zeitempfinden.

- Wenn Sie sich verwirrt fühlen und das Gefühl haben, keinen klaren Gedanken fassen zu können, dann ist die Pran-Mudra (Seite 28) – hier in in einer leicht abgewandelten Form – für Sie die passende Übung.

Pran-Mudra-Variation

- Strecken Sie Zeige- und Mittelfinger.
- Mit dem Daumen drücken Sie sanft auf die Nägel von Ringfinger und kleinem Finger.
- Auf diese Weise werden die beiden Gehirnhälften aktiviert und miteinander kombiniert.

Diese Übung ist auch für Kinder mit Lese-Rechtschreib-Schwäche nützlich.

Im Falle, dass Ihre Kopfschmerzen aufgrund der oben geschilderten Überlastungen des Denkapparates entstanden sind, kann die Mahasirs-Mudra Erleichterung bringen.

Mahasirs-Mudra

- Legen Sie den Ringfinger an den Daumenballen, strecken Sie den kleinen Finger, und drücken Sie die Spitzen von Daumen, Zeige- und Mittelfinger sanft aneinander.
- Im Idealfall sollte Ihr Partner Sie nun im weiteren Verlauf dieser Übung unterstützen, indem er Ihre Kopfschmerzen einfach »ausstreicht«, während Sie diese Mudra halten.
- Setzen Sie sich dazu gerade auf einen Hocker. Ihr Partner streicht mit den Daumen neben der Wirbelsäule vom Kopfansatz nach unten. Es sollte dabei ein sanfter Druck ausgeübt werden. Damit ziehen Sie den Schmerz aus dem Kopf.
- Wiederholen Sie das Ausstreichen so lange, bis eine Besserung eingetreten ist. Meistens ist dies bereits nach wenigen Minuten der Fall.

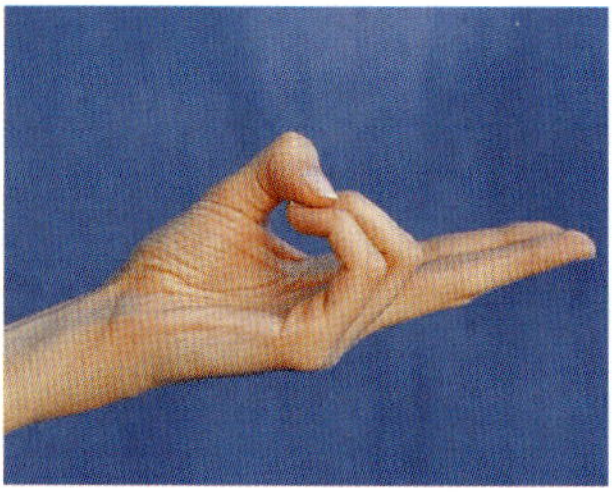

Durch die Pran-Mudra werden die beiden Gehirnhälften koordiniert.

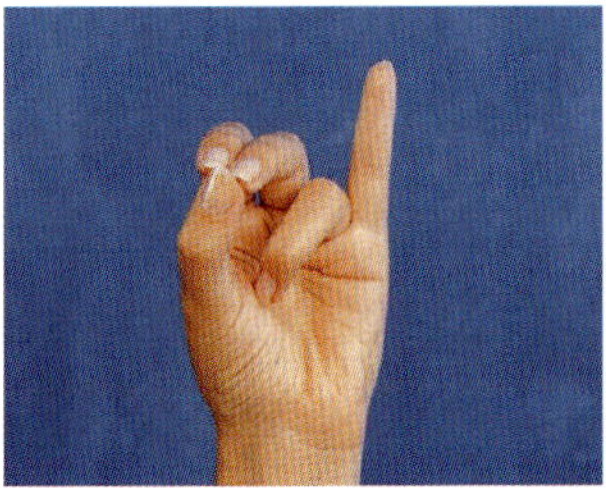

Die Mahasirs-Mudra hilft bei Kopfschmerzen.

Bei Konzentrationsschwäche hilft Ihnen eine Übung aus dem Raja-Yoga. Ihr Name ist Trataka. Wenn sie regelmäßig geübt wird, können Sie Ihre Konzentration erheblich ausdehnen. Es gibt eine Vielzahl verschiedener Techniken der Trataka. Die hier beschriebene ist die gebräuchlichste.

Trataka – eine Yogaübung für die Konzentration

- Setzen Sie sich in einen abgedunkelten Raum.
- Stellen Sie eine brennende Kerze in Augenhöhe vor sich. Der Abstand sollte etwa eine Armlänge betragen.
- Sitzen Sie gerade, und schließen Sie die Augen.
- Richten Sie Ihre Aufmerksamkeit auf Ihren Körper. Werden Sie ganz still und bewegungslos. Verharren Sie während der gesamten Übung in dieser Haltung.
- Nun öffnen Sie die Augen und schauen auf den hellsten Punkt der Flamme. Mit einiger Übung werden Sie bald mehrere Minuten lang diesen Punkt ansehen können, ohne zu blinzeln oder den Blick wegzubewegen.
- Konzentrieren Sie sich ganz auf die Flamme. Die Wahrnehmung des Körpers tritt vollständig in den Hintergrund.
- Wenn die Augen brennen oder tränen, werden sie geschlossen.
- Entspannen Sie sich, und nehmen Sie die Widerspiegelung der Flamme vor den geschlossenen Augen wahr. Wenn diese verblasst ist, konzentrieren Sie sich erneut auf die Flamme.
- Ist Ihnen der Blick in eine Flamme zu unangenehm, können Sie auch einen kleinen Gegenstand auswählen und sich auf diesen konzentrieren. Wichtig dabei ist, dass dieser nicht zu viel Raum im Gesichtsfeld beansprucht.

Lebererkrankungen

Die Leber ist die größte Drüse unseres Körpers. Sie liegt auf der rechten Körperseite unterhalb des Zwerchfells. Sie hat vielfältige Aufgaben, beispielsweise speichert sie Energie durch die Umwandlung von Zucker in Stärke und Kohlehydrate in Fett. Aus Aminosäuren und Fettbestandteilen baut sie Energie auf. Darüber hinaus ist sie in der Lage, neue Aminosäuren zusammenzubauen. Körpereigene Abfallprodukte und körperfremde Giftstoffe (z. B. Medikamente) werden von ihr abgebaut und über die Nieren ausgeschieden. Das Bilirubin, ein Abfallprodukt des roten Blutfarbstoffs Hämoglobin, wird über die Galle ausgeschieden. Eine Störung dieses Prozesses führt zur Gelbsucht. Die Leberzellen stel-

len den Gallensaft her, der über Gallengänge in die Gallenblase fließt. Dort wird er eingedickt und nach Bedarf für die Fettverdauung in den Zwölffingerdarm abgegeben.
Erkrankungen der Leber entstehen immer, wenn der Mensch von etwas zu viel hat: zu viel Fett, zu viel Essen, zu viel Alkohol, zu viel Drogen. Eine erkrankte Leber zeigt dem Menschen, dass seine Aufnahmefähigkeit überschritten ist. Dies gilt genauso im emotionalen Bereich. Allen bekannt sind Ausdrücke wie »Dir ist wohl eine Laus über die Leber gelaufen«, wenn jemand unfreundlich reagiert, oder »dem läuft die Galle über«, weil er zu viel Ärger hatte.

Die richtigen Mudras für die Leber

Um die Leberfunktion anzuregen, verwenden wir die Mukula-Mudra (Seite 47). Um die Aufnahme, Verwertung und Ausscheidung der Nahrungsbestandteile zu unterstützen, ist die Pushan-Mudra eine gute Hilfe. Sie ist Pushan, dem Gott der Ernährung, gewidmet. Diese Mudra wirkt entspannend im gesamten Magen- und Darmbereich und hilft besonders bei Völlegefühl und Blähungen. Auch bei allgemeiner Übelkeit und Seekrankheit schafft sie Erleichterung.

Pushan-Mudra

- Bei dieser Mudra werden mit der rechten und der linken Hand unterschiedliche Haltungen eingenommen.
- Legen Sie bei der rechten Hand die Spitzen von Zeige- und Mittelfinger auf die Daumenspitze. Ringfinger und kleiner Finger werden gestreckt. Die Geste symbolisiert das Empfangen und die Offenheit zur Energieaufnahme.
- Bei der linken Hand werden die Spitzen von Mittel- und Ringfinger auf die Daumenspitze gelegt. Zeigefinger und kleiner Finger sind gestreckt. Diese Geste symbolisiert die Energieabgabe, das Loslassen und das Ausscheiden.

Eine leicht zu erlernende Yogaübung, die auch ältere Menschen ausführen können, massiert die Unterleibsorgane und regt deren Funktion an. Als Nebenwirkung werden Bänder und Muskeln gedehnt und der Körper somit beweglicher. Diese Übung ist die Rumpfbeuge im Sitzen. Ich empfehle, sie täglich auszuführen. Sie kräftigt die Unterleibsorgane und die Bauchmuskulatur. Obendrein fördert sie die Verdauung und Entleerung, streckt die Beckengegend und die Wirbelsäule, stärkt das gesamte Nervensystem, Herz und Nieren und vermittelt ein Gefühl von Vitalität.

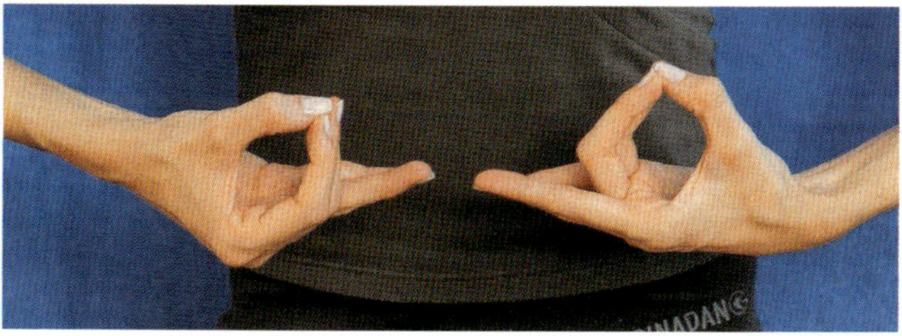

Die Pushan-Mudra entspannt den Magen- und Darmbereich.

Rumpfbeuge – Paschimottanasana

- Setzen Sie sich mit gestreckten Beinen gerade auf den Boden.
- Heben Sie die Arme über den Kopf, und lehnen Sie sich leicht zurück.
- Beugen Sie sich langsam, Wirbel für Wirbel, nach vorne.
- Wenn Sie sich so weit nach vorne gebeugt haben, wie es Ihnen möglich ist, greifen Sie nach Ihren Beinen. Zwingen Sie sich nicht weiter herunter, als es Ihnen ohne Schmerzen möglich ist.
- Biegen Sie nun langsam die Ellenbogen auseinander, so dass Sie noch ein wenig mehr nach vorn und nach unten kommen. So dehnen Sie die Wirbelsäule.
- Lassen Sie den Kopf nach unten hängen, und verharren Sie in dieser Haltung für drei ruhige Atemzüge.
- Richten Sie sich langsam wieder auf, und wiederholen Sie diese Übung 2-mal.
- Mit der Zeit werden Sie weiter nach vorn kommen und die Füße umfassen können. Auch die Sehnen und Bänder werden gedehnt. Es wird Ihnen bald leichter fallen, die Knie durchzudrücken und die Beine zu strecken.
- Vermeiden Sie ruckartige Bewegungen. Damit ziehen Sie sich höchstens eine Zerrung zu. Es ist besser, die noch steife Wirbelsäule langsam nach vorne zu ziehen. Sie werden sich wundern, wie schnell Sie bei regelmäßiger Übung Fortschritte erzielen.

Magenbeschwerden

Um Speisen zu zersetzen und die Verdauung einzuleiten, produziert der Magen einen salzsäurehaltigen Verdauungssaft. Gesteuert wir diese Produktion von einem Nerv des vegetativen Nervensystems, dem Vagus. Bei einer gestörten Funktion des Vagus

wird entweder zu wenig Säure produziert – dann liegen die Speisen unverdaut im Magen –, oder es wird zu viel Säure produziert, und es kommt zur Hyperazidität. Diese Übersäuerung mit Sodbrennen, Aufstoßen, Übelkeit und Blähungen heißt Gastritis. Die Schleimhaut des Magens, die die Magenwände vor den Angriffen der Säure schützt, wird wund und schmerzt, sobald die Speise in den Magen gelangt und die Produktion der Verdauungssäfte einsetzt.
Wird eine Gastritis chronisch, ist der Schutz der Magenwände nicht mehr gesichert. Es kommt zum Magengeschwür (Ulkus). Der Magen beginnt, sich selbst zu verdauen. Bei Fortschreiten der Erkrankung kommt es zu Blutungen und einem Durchbruch der Magenwand, was lebensbedrohlich ist. Das Gleiche gilt für das Zwölffingerdarmgeschwür. Dieser Darmabschnitt grenzt direkt an den Magenausgang. Daher gelangt ein großer Teil der Magensäure auch dorthin.

Ursachen einer Magenerkrankung

In manchen Fällen ist ein bakterieller Erreger, der Camphylobacter pylori, der Verursacher einer Gastritis. In vielen Fällen ist sie jedoch psychisch bedingt. Der Magen reagiert sehr stark auf ständig unterdrückten Ärger und den unerfüllten Wunsch nach Anlehnung, Hilfe und Nähe. Der Säugling bekommt Liebe durch die Aufnahme von Nahrung. Er spürt

Mentale Säureregulierung

- Entspannen Sie sich. Stellen Sie sich vor, Sie sind im Kontrollraum der Säureproduktion. Vor Ihnen ist ein Schaltpult mit Reglern oder ein Computer mit einem Säureregulationsprogramm.
- Stellen Sie nun die Produktion der Magensäure auf einen niedrigeren Wert ein. Sehen Sie sich eine Grafik dazu an, und prägen Sie sich deutlich die gesunkene Säuremenge ein.
- Sichern Sie die Einstellung mit einem Schaltknopf, oder speichern Sie sie in dem Computer ab. Wiederholen Sie die Übung nach einigen Tagen, bis das gewünschte Resultat eintritt.
- Wenn Sie gelernt haben, sich gut und tief zu entspannen, können Sie die Produktion der Magensäure auf diesem Wege verringern.

die Nähe der Mutter und fühlt sich geborgen. Im Volksmund heißt es nicht umsonst: »Liebe geht durch den Magen.« Im Erwachsenendasein erfüllt das liebevolle Zubereiten und gemeinsame Genießen einer Mahlzeit diesen Zweck.
Bei manchen Menschen bleibt der frühkindliche Wunsch bestehen, kann aber nicht mehr im selben Maße erfüllt werden wie beim Säugling. Da der Magen in ständiger Erwartung neuer Nahrung ist, produziert er permanent Verdauungssäfte. Die Folge ist eine chronische Übersäuerung bis hin zum Magengeschwür.
Auch bei ständig unterdrücktem Ärger produziert der Magen zu viel Magensäure. Er übernimmt die Verdauung des angestauten Ärgers. »Das muss ich erst mal verdauen« bedeutet umgangssprachlich, dass etwas emotional verarbeitet werden muss. Da der Magen jedoch keine stofflichen Dinge zu verdauen hat, greift die Säure die Magenschleimhaut an. Eine zusätzliche Nahrungsaufnahme, die den Schaden reduzieren könnte, ist oft nicht möglich, da der Mensch bereits von Ärger überfüllt ist. Mehr geht nicht in ihn hinein.
Untersuchungen im Auftrag der WHO (Weltgesundheitsorganisation) haben ergeben, dass schon Neugeborene mit einer Übersäuerung des Magens auf die Welt kommen. In seinem Buch »Botschaften aus dem Mutterleib« berichtet Henry G. Tietze von einem Neugeborenen, das schon mit Magengeschwüren geboren wurde. Das Ungeborene reagierte auf Stress, Angstgefühle und Ärger der Mutter mit Hyperazidität. Dies trifft besonders auf Kinder zu, die während der Schwangerschaft von der Mutter abgelehnt wurden. Sie befinden sich in einer permanenten emotionalen Hungersituation.

Aus der Hausapotheke

Ein erstklassiges Hausmittel bei Gastritis ist die Heilerde. Der feine Löss, den es in drei verschiedenen Stärken für die innerliche und die äußerliche Anwendung gibt, reguliert die Säureproduktion. Wenn Ihr Magen zu wenig Verdauungssäfte produziert, regt Heilerde den Magen an, mehr zu bilden; bei Übersäuerung wird die Menge verringert. Wichtig ist die Einnahme morgens und abends über einen längeren Zeitraum. Magentabletten gegen Sodbrennen und Völlegefühl, die zum Teil aluminiumhaltig sind, werden Sie dann nicht mehr brauchen. Ein positiver Nebeneffekt ist die Reinigung und Stimulierung des Darms.

Die richtige Mudra für einen intakten Magen

In jedem Fall ist es notwendig, sich seiner Gefühle bewusst zu werden und zu lernen, sich selbst anzunehmen. Der unterdrückte Ärger braucht Ausdruck nach außen, die verweigerte Liebe der Mutter braucht Vergebung. Bis wir gelernt haben, mit unseren Emotionen verantwortungsbewusst und ehrlich umzugehen, damit der Magen heilen kann, können uns Meditationen, Gespräche und natürlich Mudras unterstützen.

Rudra-Mudra

- Legen Sie die Spitzen von Daumen, Zeigefinger und Ringfinger zusammen.
- Der kleine Finger und der Mittelfinger werden gestreckt.
- Üben Sie diese Mudra mehrmals täglich fünf Minuten lang.

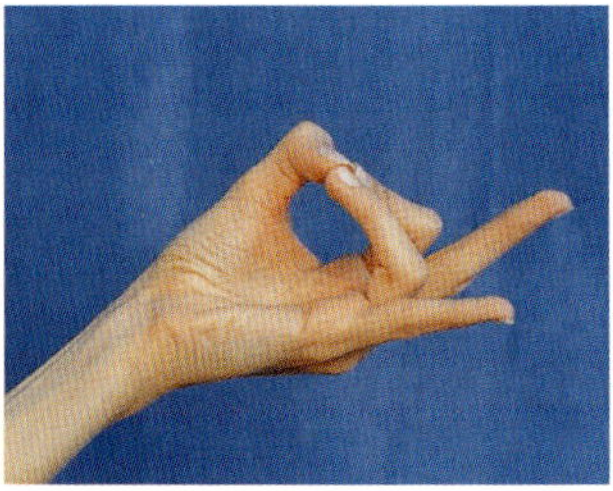

Die Rudra-Mudra hilft bei Magenbeschwerden.

- Halten Sie die Hände dabei vor den Oberbauch.
- Zum Abschluss legen Sie Ihre Hände einige Minuten lang auf die Magenregion und schicken ganz bewusst Ihren Atem dorthin.
- Stellen Sie sich beim Ausatmen vor, wie die angestauten Gefühle Ihren Magen verlassen.

Nervenleiden

Das Nervensystem ist verantwortlich für die Abstimmung der Organfunktionen. So wird ein sinnvolles Zusammenarbeiten aller Körperorgane und damit das Leben erst möglich. Durch Übertragung von hormonellen Botenstoffen auf dem Blutweg kann diese Aufgabe in kürzester Zeit vollbracht werden. Darüber hinaus ermöglicht es dem Menschen die schnelle Aufnahme und Verarbeitung von Reizen. Das heißt, der Mensch nimmt seine Umgebung bewusst wahr, kann die aufgenommenen Reize in einen für ihn verständlichen Zusammenhang stellen und eine sinnvolle Aktion hervorbringen. Dies kann eine vorausschauend geplante Tätigkeit sein – z. B. das Heben eines Armes –, aber ebenso gut eine autonome Reaktion – z. B. ein Reflex oder die Produktion eines Hormons, etwa des Adrenalins.

Das vegetative Nervensystem

Das vegetative Nervensystem ist für die Regelung der Lebensfunktionen, etwa der Atmung, der Verdauung und des Stoffwechsels, zuständig. Bei psychosomatischen Erkrankungen ist es immer das vegetative Nervensystem, welches in seiner Funktion gestört wurde und damit die unbewusste Steuerung der Organfunktionen beeinträchtigt.
Dabei dient der Nerv Sympathikus der Mobilisierung der Energie, die für die Auseinandersetzung mit der Umwelt notwendig ist. Bei Gefahr sorgt er für die Ausschüttung von Adrenalin, einem Stresshormon der Nebenniere, beschleunigt Herzschlag und Atmung und hemmt das Verdauungssystem. Damit steht dem Körper mehr Energie in einer Kampf-Flucht-Situation zur Verfügung. Andauernder Stress führt zu hohem Blutdruck, Herzrhythmusstörungen und Problemen mit Verdauung und Stoffwechsel. Der Parasympathikus ist der Gegenspieler des Sympathikus. Er ist jedoch kein völlig eigenständiger Nerv. Seine Fasern sind meistens anderen Nervenfasern angelagert. Der wichtigste parasympathische Nerv ist der zehnte Hirnnerv. Seine Zweige führen zu Speiseröhre, Lungen, Herz, Magen und Verdauungstrakt. Der Parasympathikus ist für die Energiespeicherung und Erholung zuständig. Er verlangsamt Atmung und Herzschlag, senkt den Blutdruck und regt die Darm- und Drüsentätigkeit an.

Symptome und Faktoren der Funktionsstörung

Stress und emotionale Überlastungen führen nach kurzer Zeit zu einer Störung des vegetativen Nervensystems. Die Symptome sind vielfältig und reichen von Nervenflattern, Zuckungen, Durchfall, Herzbeschwerden, Blutdruckstörungen, Magenschmerzen, Sehstörungen bis zu Schwindel und plötzlichen Kreislaufschwächen – alles ist möglich. Sollte Ihr Arzt für Ihre Beschwerden keine organische Ursache finden, betrachten Sie Ihre aktuelle Lebenssituation einmal genau, und denken Sie darüber nach, was Ihnen Stress bereitet. Das kann zu viel Arbeit, Verantwortung oder Leistungsdruck sein, aber ebenso emotionaler Stress wie Angst oder Einsamkeit.

Yogaübungen für die Nerven

Alle Yoga-Atmungen wirken sich ausgleichend auf das Nervensystem aus. Sie sollten sich eine

auswählen und diese mehrmals täglich mindestens zehn Minuten üben. Die in diesem Buch beschriebenen Mudras wirken ebenfalls alle positiv auf das Nervensystem. Sie sollten jedoch wissen, ob das betroffene Organ Anregung oder Beruhigung benötigt und dementsprechend wählen. Dies ist ganz einfach, da jede Überfunktion ein Zuviel bedeutet und somit beruhigt werden muss sowie jeder Mangel einer Anregung des Organs bedarf.
Die nachfolgende Yogaübung Halasana – der Pflug – kräftigt das Nervensystem, regt die Schilddrüse an und stärkt die Durchblutung der Organe und des Gehirns. Sie dehnt Muskel und Bänder und fördert Energie und Vitalität. Die Übung sollte nicht gemacht werden, wenn Sie unter Bandscheibenschäden der Halswirbelsäule leiden.

Halasana – der Pflug

- Legen Sie sich auf den Rücken, mit den Handflächen zum Boden. Heben Sie die Beine in die Kerze (Seite 42).
- Schieben Sie nun langsam die Beine über den Kopf. Stützen Sie sich dabei mit den Fingerspitzen ab.
- Strecken Sie die Beine, so weit Sie können. Wenn es geht, berühren Sie mit den Füßen den Boden.
- Es kann sein, dass Sie einige Tage Übung benötigen, bis alle Muskeln und Bänder so weit gedehnt sind. Doch es geht recht schnell, wenn Sie die Übung re-

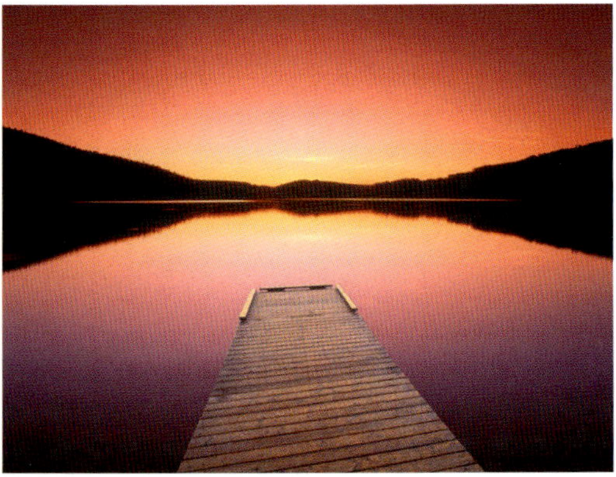

Suchen Sie Ruhe und Entspannung, um Stress und emotionale Belastungen auszugleichen.

gelmäßig machen. Möglicherweise fällt sie Ihnen am Abend leichter als am Morgen.

- Bleiben Sie einige Atemzüge in dieser Haltung.
- Beugen Sie dann die Knie, und kommen Sie langsam zurück.
- Setzen Sie sich mit lockeren, leicht aufgestellten Beinen, und lassen Sie den Kopf einen Moment zwischen den Knien hängen.

Die richtige Mudra für die Meditation

Generell können Sie jede Mudra während einer Meditation halten. Die Dhyani-Mudra – die Geste der Versenkung – ist eine klassische Meditations-Mudra. Sie hilft uns, zu innerer Stille zu finden.

Dhyani-Mudra

- Legen Sie beide Hände wie Schalen in den Schoß. Dabei liegt die linke Hand auf der rechten. Die beiden Daumen berühren sich an den Spitzen und bilden einen Henkel zu den Händeschalen.
- Schließen Sie die Augen, und richten Sie den Blick auf den Punkt zwischen Ihren Augenbrauen. Damit wird das bewusste Denken erschwert, die Versenkung unterstützt.
- Bleiben Sie mit Ihrer Aufmerksamkeit bei Ihrem Atem. Wenn sich Ihre Gedanken hartnäckig in Ihre Meditation drängen, so lassen Sie sich davon nicht zum Abbruch verleiten.

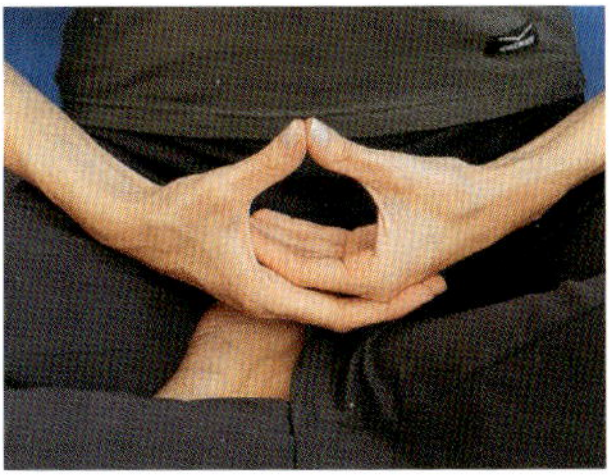

Die Dhyani-Mudra hilft uns auf dem Weg zu innerer Stille.

Unterstützen Sie sich durch ein Mantra. Sie können z. B. das Mantra »Om« denken und Ihren Geist auf diese Weise beschäftigen, oder Sie entwickeln ein eigenes Mantra, beispielsweise »Ruhe-Frieden«. Bei der Einatmung denken Sie das Wort »Ruhe«, bei der Ausatmung denken Sie das Wort »Frieden«. Hierbei lenken Sie Ihr Bewusstsein auf die von Ihnen angestrebten Ziele.

Nierenfunktionsstörungen

Die Nieren sind paarige Organe im mittleren Rückenbereich. Ihre Aufgabe ist die Reinigung des Blutes von Harnstoff, Harnsäure und Kreatinin, den Abfallprodukten unseres Stoffwechsels. Diese wer-

den an das von den Nieren gebildete Ammoniak gebunden. Auch von der Leber abgebaute Giftstoffe und Medikamentenrückstände werden über die Nieren ausgeschieden.
Wenn die Nieren versagen, sammeln sich diese Stoffe im Blut. Dies führt zu lebensbedrohlichen Vergiftungen. Daher müssen Menschen mit eingeschränkter Nierenfunktion oder Nierenversagen regelmäßig an eine künstliche Niere angeschlossen werden, um das Blut zu reinigen (Dialyse). Leider können diese künstlichen Nieren nicht die volle Leistung einer gesunden Niere erbringen. Darüber hinaus werden auch Natriumsalze, die der Körper dringend braucht, mit herausgefiltert. Der Mineralstoffverlust muss dann durch die Einnahme hoch dosierter Mineralstoffpräparate ausgeglichen werden. Eine Nierentransplantation ist für diese Patienten häufig die einzige Möglichkeit, ihr Leben zu verlängern.

Unterstützen Sie Ihre Nieren

Es ist folglich sehr wichtig, auf seine Nieren zu achten und sie vor Schaden zu bewahren. Die erste Regel dabei lautet: Trinken Sie mindestens zwei Liter am Tag, um für einen guten Durchfluss der Nierenkanälchen zu sorgen und Ablagerungen der Ammoniumsalze zu verhindern. Nierensteine sind nicht nur äußerst schmerzhaft, sie können auch zu einem Totalverlust der Niere führen.
Des Weiteren sollten Sie dafür sorgen, dass Ihr Rücken immer warm gehalten wird. Besonders Teenager lieben es, mit freiem Rücken Rad oder Mofa zu fahren oder bei kühlem Wind den Rücken unbedeckt zu lassen. Obwohl dies sehr schick aussieht, ist die Gefahr, das Nierenbecken zu erkälten und sich auf diesem Weg eine ernsthafte Erkrankung zuzuziehen, sehr groß. Wer die damit verbunden Schmerzen kennen gelernt hat, wird sich in Zukunft warm halten.
Bei einer bakteriellen Blasenentzündung besteht die Gefahr, dass die Infektion über die Harnleiter aufsteigen kann. Daher ist es häufig angeraten, in diesem Fall ein Antibiotikum zu verordnen. Dieses sorgt für eine schnelle Beseitigung der Bakterien und verhindert damit eine Ausweitung der Erkrankung.

Die Nieren und die Psyche

Aus Sicht der Psychosomatik finden wir in den Nierenerkrankungen Hinweise auf Partnerschaftsprobleme. Das Paarorgan »Niere« ist das Sprachrohr, das uns auf Themen aufmerksam macht, die

wir in unseren Beziehungen hartnäckig vermieden haben. Nierengrieß sagt uns, es ist Sand im Getriebe der Partnerschaft. Ein Nierenstein repräsentiert die Anhäufung von Themen, die eigentlich erledigt sein sollten – ebenso wie die Stoffe, aus denen der Stein gebildet ist, den Körper längst verlassen haben sollten. Der Stein fordert den Patienten zu verstärkter Bewegung auf, um ihn zu entfernen. Auf das äußere Leben projiziert ist also Aktion gefordert, um die Stagnation im Leben zu beseitigen. Bei Eiweißverlusterkrankungen erkennt der Patient nicht die eigenen Anteile an den Partnerschaftskonflikten. Er sieht die Ursache nur bei seinem Partner. Durch diese gehen ihm lebensnotwendige Entwicklungspotentiale verloren, körperlich durch den Eiweißverlust ausgedrückt.
Die Behandlung von Nierenerkrankungen stützt sich in erster Linie auf Wärme, entkrampfende Medikamente und das Trinken von viel Flüssigkeit. Das gibt uns einen Hinweis darauf, wie das Partnerschaftsproblem zu lösen ist: durch mehr Wärme und Zuneigung, das Weiten und Öffnen der eigenen Persönlichkeit und durch eine neue Dynamik, die die Beziehung wieder in den richtigen Fluss bringt.

Die richtige Mudra für eine intakte Nierenfunktion

Die Makara-Mudra mobilisiert die Nierenenergie. Sie spendet Kraft und aktiviert unsere Reserven. Dreimal täglich bis zu zehn Minuten angewendet schenkt diese Mudra Zuversicht und Geborgenheit. Damit stützt sie die Nierenfunktion auf emotionaler Ebene. Ihren Namen hat diese Mudra von dem Krokodil »Makara«. Dies ist ein Tier aus der indischen Mythologie. Es ist Ausdruck für schlafende Kräfte und tiefe Geduld. Es wartet in Ruhe und Zuversicht und aktiviert seine Kräfte innerhalb kürzester Zeit, um sein Ziel zu erreichen.

Makara-Mudra

- Legen Sie die linke Hand in die rechte.
- Nun führen Sie den rechten Daumen zwischen dem kleinen

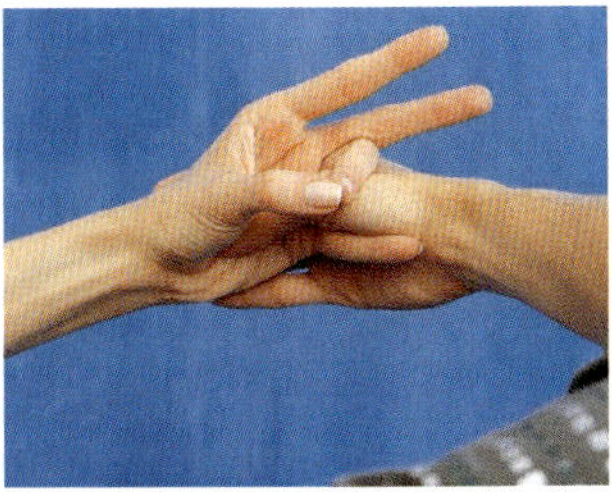

Die Makara-Mudra steigert die Nierenenergie.

Finger und dem Ringfinger der linken Hand hindurch und legen ihn auf ihren Handteller. Dort befindet sich die Nierenzone, die Sie sanft drücken.

- Nun führen Sie die Spitzen des linken Daumens und des linken Ringfingers zusammen. So aktivieren Sie die Erdenergie, die Ihnen Kraft und Zuversicht spendet.
- Bei akuten Nierenproblemen üben Sie die Makara-Mudra in folgender Variation: Nach vier Minuten in der Grundhaltung wechselt der linke Daumen vom Ringfinger zum kleinen Finger. So wird das Element Wasser gestärkt.

Ohrenschmerzen und Hörgeräusche

Besonders Kinder im Vorschulalter leiden häufig unter Ohrenschmerzen. Die Eustach'sche Röhre, die Verbindung zwischen der Nase und den Ohren, ist bei einer Erkältung schnell verstopft. Ein gutes Mittel in solchen Fällen sind Zwiebelpäckchen, die auf das Ohr gelegt werden. Eine klein geschnittene Zwiebel, auf einem Unterteller ins Zimmer gestellt, sorgt für eine freie Nase im Schlaf. Leider ist der Zwiebelgeruch etwas störend.
Das Gehör ist ein wichtiges Sinnesorgan in unserer Welt. Warnende Signalgeräusche im Straßenverkehr oder ein einfaches Telefonat, ein Gespräch mit einer Verkäuferin oder ein Gespräch unter Freunden – ohne Gehör wird dies alles sehr schwierig oder gar unmöglich. Gehörlose finden nur selten Hörende, die sich in der Gebärdensprache ausdrücken können. Das Ablesen von den Lippen funktioniert nur, wenn der Sprechende deutlich artikuliert.

Hören Sie auf Ihren Körper

Wenn unser Gehör nachlässt, sollten wir uns fragen, ob es etwas gibt, das wir nicht hören wollen, worauf wir uns nicht einlassen wollen. Welche Worte, Lärm oder Sonstiges sind uns zu viel? Gibt es im Beruf oder in der Partnerschaft immer wiederkehrende Gesprächssituationen, die wir nicht mehr hören wollen, weil wir nicht bereit sind, auf die gewünschten Veränderungen einzugehen? Sprechen Sie aus, was Ihnen zu viel ist. Sorgen Sie für eine angenehme Geräuschatmosphäre. Achten Sie auf Ihr Gehör.

Die richten Mudras bei Ohrgeräuschen

Bei Ohrgeräuschen ist Entspannung wichtig. Viele Tinnituspatienten wollen nicht auf die Signale des Körpers hören. Das Pfeifen

im Ohr kommt jedoch einem deutlichen Warnsignal gleich, kürzer zu treten und mehr auf sich selbst Acht zu geben. Dazu empfiehlt sich eine Mudra-Kombination.
Üben Sie zuerst die Tiefenentspannungs-Mudra (Seite 84), danach die Ksepana-Mudra – die Geste des Loslassens (Seite 83) – und zum Abschluss die Shunya-Mudra wie unten beschrieben. Jede Mudra wird mindestens 5 Minuten gehalten.

Die richtige Mudra für ein gutes Gehör

Die Himmels-Mudra »Shunya« beseitigt Beschwerden der Ohren und stärkt das Gehör. Der indische Mudraexperte Keshav Dev setzt sie erfolgreich bei fast allen Ohrenerkrankungen und Hörproblemen ein. In einem Selbstversuch hat er mit einer Variante der Kuh-Mudra sein Gehör reduziert, um während einer mehrmonatigen Meditationszeit gegen Geräusche von außen immun zu sein. Danach brachte er durch regelmäßige Anwendung der Himmels-Mudra sein Gehör wieder zurück.

Shunya-Mudra

- Beugen Sie bei dieser Mudra den Mittelfinger so weit, dass er den Daumenballen berührt.

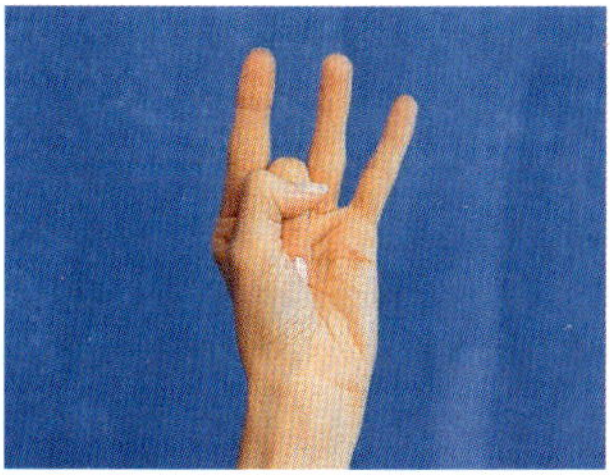

Die Shunya-Mudra stärkt das Gehör und wirkt gegen Ohrbeschwerden.

- Drücken Sie nun mit dem Daumen den Mittelfinger leicht herunter.
- Praktizieren Sie diese Mudra bei akuten Ohrenproblemen mehrmals täglich mit beiden Händen.

Rheumatische Erkrankungen

Der Begriff Rheuma bezieht sich auf eine Reihe von verschiedenen Erkrankungen des Bewegungsapparates. Allen gemeinsam ist, dass das Bindegewebe, also Sehnen, Knorpel, Bänder, Muskeln und Knochen, betroffen sind. Rheumatische Beschwerden haben gemeinsame Symptome. Diese sind Schmerzen im Bewegungsapparat und Bewegungseinschränkung.

Medizinische Behandlung

Die genaue Ursache rheumatischer Erkrankungen ist trotz erheblichen finanziellen Aufwands für die medizinische Forschung noch nicht gefunden worden. Heute wird im Allgemeinen davon ausgegangen, dass es sich um einen Autoimmunprozess handelt, bei dem die Abwehrmechanismen in den Gelenken, die eigentlich gegen Krankheitserreger kämpfen sollen, die eigenen Knorpelzellen angreifen. Diese Fehlsteuerung ist hauptverantwortlich für die entzündlichen Prozesse in den Gelenken, auch wenn diese ohne die Zeichen einer echten Entzündung – etwa Rötung, Schwellung oder Ähnliches – ablaufen.

Die Behandlung besteht überwiegend aus dem medikamentösen Verringern der Schmerzen und dem Eindämmen der Entzündungen. Physiotherapeutische Maßnahmen unterstützen die Erhaltung und Verbesserung der Bewegungsfähigkeit. Auch die Ernährung kann sich positiv auf den Verlauf der Erkrankung auswirken.

Wenn Sie unter einer rheumatischen Erkrankung leiden, ist es wichtig, den Körper regelmäßig von den Abfallprodukten des Stoffwechsels zu befreien. Führen Sie vierteljährig ein Entgiftungsprogramm durch. Essen Sie wenig Fleisch und keine Wurstwaren, denn in diesen ist viel Nitritpökelsalz enthalten, das sich in den Gelenken ablagert. Trinken Sie viel, um Ihren Körper bei seinem täglichen Abbau der Abfall- und Giftstoffe zu unterstützen.

Rheumatische Erkrankungen und die Psyche

Die Psychosomatik hat die Gruppe der rheumatisch Erkrankten schon seit gut 50 Jahren in immer neuen Studien auf ihre möglichen gemeinsamen Charakter- und Verhaltensstrukturen hin untersucht. Das immer wieder bestätigte Ergebnis ist, dass »der Charakter der Polyarthritis-Patienten einen zwanghaften Zug mit Übergewissenhaftigkeit und Perfektionismus sowie einen masochistisch-depressiven Zug mit starkem Bedürfnis nach Selbstaufopferung und übertriebenem Helferwillen, verbunden mit übermoralischem Verhalten und Neigung zur depressiven Verstimmung« zeigt.

Die unterdrückte Aggression der Patienten wendet sich also in den Autoimmunprozessen, die ihre Gelenke zerstören, gegen sich selbst. Die nach außen gerichtete Überaktivität und Selbstopferung wird durch die Bewegungseinschränkung, die die Krankheit mit sich bringt – im schlimmsten Fall führt sie zur Bewegungslosigkeit –, korrigiert.

Fragen Sie sich, für wen die Schmerzen, die Sie empfinden, eigentlich gedacht waren und aus welchem Grund. Ablagerungen von Stoffwechselprodukten und Giftstoffen symbolisieren in der Psychosomatik Themen, die der Patient nicht aufarbeiten will. Ein körperlicher Ansatz kann für den Rheumatiker ein Fastenprogramm sein. Der Körper, der durch das Fasten auf eine Ernährung aus sich selbst heraus umgestellt wird und damit einen Abbau der Abfall- und Giftstoffe vorantreibt, regt gleichzeitig den Geist an, sich mit den psychischen Ablagerungen zu befassen. Aus diesem Grund ist Fasten vor allem in Verbindung mit einer Meditationsgruppe sehr bereichernd.

Die verschiedenen rheumatischen Erkrankungen

Die Erkrankungen des rheumatischen Formenkreises werden nach der Nomenklatur der internationalen Rheumaliga in verschiedene Gruppen eingeteilt.

Der entzündliche Rheumatismus …

umfasst alle Erkrankungen mit einer entzündlichen Veränderung des Bindegewebes, beispielsweise das Rheumatische Fieber, chronische Polyarthritis und Morbus Bechterew.

Der degenerative Rheumatismus …

bezeichnet alle Veränderungen des Bindegewebes ohne echte Entzündungszeichen. Hierbei ist eine der Hauptformen die Gelenkarthrose, bei der es zu Schmerzen und Bewegungseinschränkung kommt aufgrund von Abnutzung der Knorpel und Knochen, Verletzungen von Sehnen, Bändern und Bandscheiben und Geweberückbildung.

Der Weichteilrheumatismus …

ist die dritte Gruppe. Dies ist eine Mischgruppe mit entzündlichen und degenerativen Prozessen. Ausgelöst wird diese Erkrankung häufig durch reflektorische Verspannungen, Fehlbelastung und Kälte. Hierzu zählen Schleimbeutelentzündungen, Muskelrheumatismus und Tennisarm.

Die richtige Mudra bei Rheuma

Bei rheumatischen Erkrankungen hat sich die Surabhi-Mudra bzw. Kuh-Mudra (Seite 31) bewährt. Üben Sie diese 3-mal täglich 15 Minuten lang.

Rückenschmerzen

Der Rücken ist ein vielfältiger Speicher der Gefühle. Schon aus der Haltung eines Menschen lässt sich ablesen, welche Gefühle in seinen früheren Lebensjahren – besonders in der Kindheit und Jugend – vorherrschten.
Negierte Wünsche, unterdrückte Ängste und aufgestaute Wut werden in unterschiedlichen Bereichen der Wirbelsäule eingelagert. So wird die Wirbelsäule im Laufe der Lebensjahre zu einer Mülldeponie der nicht gelebten Gefühle.
Ist der Rücken schließlich nicht mehr in der Lage, noch mehr aufzunehmen, werden die Organe des Körpers als Speicher hinzugezogen. In der kinesiologischen Psychotherapie nach Dr. Dietrich Klinghardt finden wir beispielsweise Wut in der Leber, Angst in der Niere, Ablehnung in der Gallenblase, Erniedrigung in der Schilddrüse und chronischen Kummer in der Lunge.

Der Rücken und die Psyche

Eine plötzliche heftige Verspannung der unteren Rückenmuskulatur mit Beeinträchtigung des Ischiasnervs ist häufig auf akuten Stress zurückzuführen, oft in Verbindung mit unterdrückten Ängsten. Die Unfähigkeit, sich zu bewegen, erlöst den Betroffenen von der Pflicht oder Aufgabe, die ihn ängstigt oder überfordert. Er ist zur Ruhe gezwungen: »Ich kann ja nicht – mein Rücken.«
Ein Mensch mit runden Schultern beugt sich andauerndem Druck, weil er sich nicht in der Lage fühlt, dem etwas entgegenzusetzen. Eine gebeugte Wirbelsäule und ein steifer Nacken sind deutliche Ausdrucksformen von Unterdrückung, Demütigung und Angst.
Besonders Angestellte in leitenden Positionen, junge Mütter und pflegende Angehörige leiden unter Schmerzen in den Schultern und starken Verspannungen und Verhärtungen der dortigen Muskulatur. Sie tragen eine Last auf ihren Schultern, die für sie eigentlich zu schwer ist. Also ziehen sie die Schultern hoch und versteifen den Hals als eine Art Schutzmechanismus, eine Haltung, die man bei Vögeln beobachten kann, die sich gegen schlechtes Wetter und Kälte schützen.

Wenn Schafe von einem fremden Hund gejagt werden, fallen sie nach kurzer Flucht steif um und wirken wie tot. Dieser Reflex soll sie vor einem weiteren Angriff schützen.
Auch Menschen reagieren bei einem plötzlichen Schock, etwa bei einem Unfall oder einem anderen traumatischen Ereignis (Überfall, Vergewaltigung u. Ä.) mit diesem Totstellreflex. Sie versteifen innerlich, was sich in der Körperhaltung ausdrückt. »Seit dem Tod seiner Frau ist er wie erstarrt«, sagt aus, dass die Angst, sich mit dieser Situation auseinanderzusetzen, so groß ist, dass das Unterbewusstsein die Fähigkeit zu fühlen blockiert. Wer nichts fühlt, braucht nicht zu reagieren – er weiß ja im Grunde von nichts. Die Situation, die den Schock herbeigeführt hat, wird erfolgreich aus dem Bewusstsein gedrängt. Verhärtung von Muskulatur und Seele befinden sich bald in einem Kreislauf.
Die Biochemikerin und Physiologin Ida Rolf hat nach langjährigen Untersuchungen des Muskel- und Bindegewebes eine Bewegungs- und Massagetechnik entwickelt, die es ermöglicht, die in der Wirbelsäule festsitzenden Gefühle zu befreien. Häufig kommt es dabei zu starken Tränenausbrüchen, wenn die Patienten aus ihrer Erstarrung »ausbrechen« und sich ihren Gefühlen wieder zuwenden können.

Die richtige Mudra für den Rücken

Da Rückenschmerzen verschiedene Ursachen haben können, ist es wichtig, die richtige Mudra zu finden, die die Schmerzzustände lindern kann. Haben Sie Ihren Rücken überfordert, z. B. durch Gartenarbeit oder durch eine für Sie ungewohnte Tätigkeit (Möbeltragen bei einem Umzug o. Ä.), braucht Ihr Rücken neue Energie. Seine Reserven sind erschöpft. Er wehrt sich durch die Schmerzen vor noch mehr Belastung. Ist der Rücken von Gefühlen überlastet, die in ihm gespeichert sind, benötigt er Entspannung, um loszulassen. Dies gibt auch Ihnen die Möglichkeit loszulassen.
Bei Rückenbeschwerden kann Ihnen die Rücken-Mudra helfen. Sie verbindet die Elemente Luft und Erde und symbolisiert somit den Fluss der Energien durch die Wirbelsäule. Sie stärkt diese durch sanften Druck auf die Reflexzone der Wirbelsäule am Daumenaußenrand und an der Handwurzel und wirkt außerdem tief entspannend. Wer diese Mudra übt, spürt beinahe sofort, wie sich sein Atem vertieft und sich sein Rücken aufrichtet.

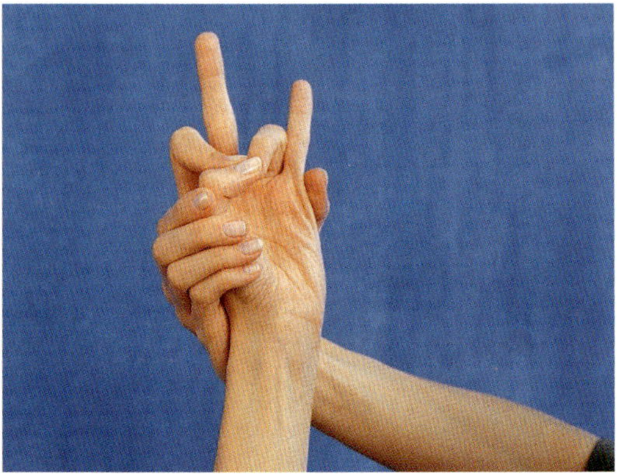

Die Rücken-Mudra richtet den Rücken auf und stärkt die Wirbelsäule.

Rücken-Mudra

- Legen Sie die Spitzen von Daumen, Zeigefinger und Ringfinger der linken Hand aufeinander. Der Daumen der rechten Hand liegt auf dem Handrücken, die übrigen vier Finger werden entlang der Daumenaußenseite und der Handwurzel aufgelegt.
- Üben Sie nun sanften Druck mit den vier Fingern der rechten Hand auf diese Linie aus.
- Üben Sie die Rücken-Mudra so oft und so lange, wie es Ihnen angenehm ist.

Schlafstörungen

Nicht einschlafen zu können ist für viele Menschen ein ernstes Problem. Nach einem anstrengenden Tag liegen sie wach und fühlen sich dabei völlig erschlagen. Obwohl tief erschöpft und todmüde, finden sie nicht in einen gesunden und erholsamen Schlaf. Der kommende Tag wirkt bedrohlich mit seinen neuen Anforderungen. Mancher beginnt die Nacht zu fürchten, weil er schon im Vorhinein weiß, dass er nicht einschlafen kann.

Den Abend neu gestalten

Wer unter gravierenden Einschlafschwierigkeiten leidet, sollte sein tägliches Feierabendprogramm grundsätzlich umstellen: Nach dem Abendessen bleibt der Fernseher aus. Das ist ganz wichtig, um den Kopf und das Emotionslager in uns nicht noch mehr zu überladen. Machen Sie einen Spaziergang von mindestens einer

halben Stunde, egal wie das Wetter ist, oder treiben Sie Sport. Frische Luft sollte an mindestens drei Abenden der Woche auf dem Plan stehen. Ob Sport oder Spaziergang, wichtig ist, dass Sie sich durchgepustet fühlen. Duschen Sie danach lauwarm oder nehmen Sie ein kurzes heißes Bad (höchstens fünf Minuten).
Wenn Ihnen die Ereignisse des Tages durch den Kopf gehen, Sie Pläne machen und in Gedanken Gespräche führen, die Sie nicht einschlafen lassen, so gewöhnen Sie sich an, nach der Dusche oder dem Bad alle Ideen kurz zu notieren oder auf Band zu sprechen. Damit lassen Sie diese aus Ihren Gedanken heraus, ohne sie zu verlieren.

Die richtige Mudra für einen gesunden Schlaf

Die Shakti-Mudra (Seite 56) wirkt entspannend und hilft beim Einschlafen. Sie können diese Mudra sehr gut im Bett halten.

Schlank mit Mudras

Viele Menschen kämpfen mit Gewichtsproblemen. Eine schnelle, unkomplizierte Ernährungsweise, die sich in den Alltag mühelos einpasst, ist häufig eine Ernährung auf der Basis von kalten und fetten Lebensmitteln. Dann sollen viel Obst und Salat das Problem lösen. Doch leider entsteht auf diese Weise ein Jo-Jo-Effekt: Das reduzierte Fett führt kurzfristig zu einer Gewichtsreduzierung. Wird dann wieder gegessen wie vorher, sind die Kilos schnell zurück. Wiederholen Sie diese Art des Abnehmens öfter, wird das Verdauungsfeuer durch die kühlende Wirkung von Obst und Salat auf den Stoffwechsel gemindert. Es fällt Ihnen von Diät zu Diät schwerer, etwas abzunehmen.
Hilfe finden Sie in der Ernährung nach Ayurveda. Dabei müssen Sie nicht indisch kochen. Alle Anregungen lassen sich auf unsere heimischen Lebensmittel anwenden. Stellen Sie Ihre Ernährung um, indem Sie warme, leicht scharf gewürzte und fettarme Speisen bereiten, die den Stoffwechsel wieder ankurbeln. Vieles lässt sich auch zum Mitnehmen an den Arbeitsplatz vorbereiten.

Die richtigen Mudras zum Abnehmen

Beim Abnehmen helfen Ihnen die Apan-Mudra (Seite 44), die Mukula-Mudra (Seite 47) und die Mushti-Mudra (Seite 27), die den Stoffwechsel positiv beeinflussen. Die Pushan-Mudra (Seite 60) ergänzt die Wirkung, da sie Völlegefühl und Blähungen beseitigt.

Entschlackungssuppe

Zum Entschlacken bereiten Sie sich eine Gemüsesuppe aus frischen Zutaten zu. Eine solche Suppe entlastet den Körper und regt den Stoffwechsel an.

- 2 Frühlingszwiebeln, 1 kleine Knoblauchzehe, 10 g frischen Ingwer (alles fein gehackt) und 1/4 TL Curry in 1 TL Öl dünsten.
- 1/2 rote Paprika (in feinen Streifen), 1 Möhre (in Scheibchen) und 1 bis 2 Stangen Sellerie (in Scheibchen) zugeben und unter Rühren kurz mitdünsten.
- 250 ml Gemüsebrühe zugeben, mit je 2 EL Sojasoße, Salz und Pfeffer würzen und die Suppe 10 Minuten köcheln lassen. Zum Servieren mit 2 EL Koriander (gehackt) bestreuen.

Dazu passt eine Reiseinlage.

Schluck- und Halsbeschwerden

»Den Ärger herunterschlucken«, »er ist ein armer Schlucker«, »vor Wut einen dicken Hals haben« – unsere Sprache kennt eine ganz Reihe von Formulierungen, die auf eine Verbindung von Hals- bzw. Schluckbeschwerden zu unseren Emotionen hinweisen.
Etwas nicht schlucken zu können heißt umgangssprachlich, eine Situation nicht ertragen zu können, dem Problem nicht mehr gewachsen zu sein.
Viele Halsbeschwerden mit gerötetem und geschwollenem Hals treten daher genau dann auf, wenn wir »den Hals voll haben«. Durch die Erkrankung erhalten wir die Gelegenheit, Abstand zu

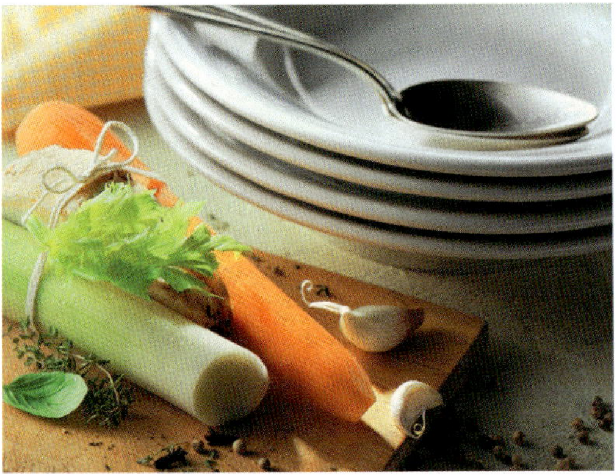

Eine Suppe aus frischen Gemüsen entschlackt den Körper und regt den Stoffwechsel an.

gewinnen und uns zumindest eine Zeit lang von der belastenden Situation zu entfernen. Dieser erzwungene Abstand schafft Raum, sodass wir die Möglichkeit haben, eine Lösung zu finden, die wir ohne diese Distanz möglicherweise übersehen hätten oder die uns gar nicht eingefallen wäre.

Die richtige Mudra für den Hals

Die Shankh-Mudra oder Muschel-Mudra ist eine traditionelle Mudra, die gleichzeitig rituellen Charakter hat. Das Muschelhorn wird geblasen, wenn morgens die Tempeltüren geöffnet werden.
Wenn wir die Shankh-Mudra halten, wird der Hals geöffnet, die Luft und die Sprache haben wieder freien Fluss.

Shankh-Mudra

- Umgreifen Sie den linken Daumen mit den vier Fingern der rechten Hand.
- Der rechte Daumen berührt die Spitze des ausgestreckten linken Mittelfingers.
- Die anderen Finger liegen locker gestreckt neben dem Mittelfinger.
- So gehalten erinnern die Hände an eine Muschel.
- Besonders wirksam ist es, wenn Sie diese Mudra vor dem Halschakra (Seite 13) halten.

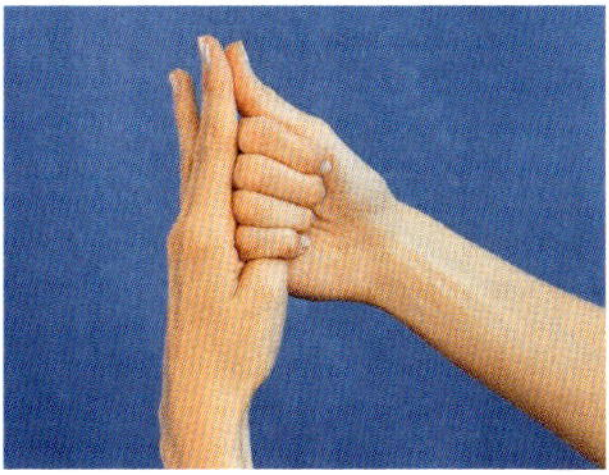

Bei Hals- und Schluckbeschwerden hilft die Shankh-Mudra.

- Sie sollten sie mindestens 3-mal täglich 10 Minuten lang üben, es darf auch länger und öfter sein.
- Wenn Sie schon bei Beginn der Halsbeschwerden das Mantra »Om« singen, werden diese Beschwerden schnell verschwinden. »Om« lässt zuerst die Kehle mit den Stimmbändern vibrieren, wodurch die Durchblutung angeregt und die Stimmbänder gewissermaßen geschmiert werden. Schleim löst sich.
- Wenn Sie das »Om« mindestens 15 Minuten singen, wandert die Vibration tiefer in den Körper. Auch Ihre Stimme wird tiefer und voller.

Diese Tiefenvibration führt zu einer Massage der inneren Organe und ist daher auch bei anderen Beschwerden als sehr nützlich zu erachten. Darüber hinaus wird der Kopf klar, Körper und Geist entspannen sich.

Nackenverspannungen lösen

Verspannungen im Nacken und Verschiebungen der Halswirbel deuten ebenfalls an, dass dort Gefühle nicht angenommen werden.

Ein steifer Hals sagt aus, dass wir uns auf etwas versteifen und daher etwas anderes nicht wahrnehmen können.

Ein verschobener Halswirbel sagt uns, dass wir Angst und Schuldgefühle haben, die wir uns nicht eingestehen. Auch unterdrückte Wut und die Weigerung, in seinem Leben eine neue Sichtweise anzunehmen, kann zu einer Wirbelverschiebung führen. »Halsstarrig sein« hat hier seinen Ursprung.

Bei Beschwerden im Nacken wärmen Sie diesen mit einem Getreidekissen. Danach üben Sie ganz sanft und langsam Nackenrollen. Und halten Sie den Hals mit einem Schal warm.

Nackenrollen

- Zuerst beugen Sie den Kopf sanft nach vorn und leicht nach hinten.
- Dann beugen Sie ihn nach rechts und links.
- Führen Sie nun 10 große Kreisbewegungen aus, zuerst im, danach gegen den Uhrzeigersinn.

Schwindelanfälle

Menschen, die häufig unter Schwindelanfällen leiden, können mit Hilfe der folgenden Mudra, mit der Yogaübung »Baum« (Seite 82) sowie mit einer anschließenden Baummeditation (Seite 81) ihr Gleichgewichtsgefühl stärken. Auf diese Weise können die Beschwerden deutlich gelindert werden.

Die richtige Mudra bei Schwindel

Die Prithivi-Mudra bzw. Erd-Mudra (Seite 51) aktiviert das Wurzelchakra (Seite 13) und stärkt dadurch auch den Gleichgewichtssinn. Besonders Menschen, die unter regelmäßigen Schwindelgefühlen leiden, sollten deshalb diese Handhaltung täglich üben.

Wenn Sie unter Multipler Sklerose leiden und aus diesem Grund einen unsicheren Gang haben, kann Ihnen die Erd-Mudra Erleichterung verschaffen. Es ist allerdings wichtig, dass Sie die Mudra regelmäßig jeden Tag ausführen.

Um den Gleichgewichtssinn zu stärken, empfiehlt es sich auch, die Yogaübung Baum in Verbindung mit der Prithivi-Mudra jeden Morgen nach dem Aufstehen zu üben.

Stirn- und Kiefernhöhlenentzündungen

Ursprünglich ging der Mensch, wie alle anderen Säugetiere, auf allen vieren. Dabei konnten die Sekrete aus der Nase leicht nach unten abfließen.
Der aufrechte Gang hat den Nachteil, dass die Abflussgänge der Nase zu hoch angeordnet sind. Wir müssen mehr Mühe durch Ausschnaufen der Nase aufwenden, um die Sekrete herauszubefördern. Tun wir dies nicht rechtzeitig, verstopft die Nase.
Die Abflussgänge können den Schleim nicht mehr nach draußen fließen lassen, es kommt zu einer Nebenhöhlen-, Stirnhöhlen- oder Kieferhöhlenentzündung (Sinusitis). Diese ist ausgesprochen schmerzhaft und wird schulmedizinisch mit Antibiotika behandelt.

Eine beginnende Sinusitis lässt sich auch hervorragend mit Kamillendampfbädern und homöopathischen Medikamenten wie Eupatorium, Luffa operculata und Kalium bicromicum behandeln. Auch die Jalneti-Nasenspülung (Seite 91) ist zu empfehlen.
Dazu sollte sehr viel getrunken werden, um den Schleim zu verflüssigen.

Die Nasennebenhöhlen und die Psyche

Die seelische Komponente dieser Erkrankung finden wir in unserer Sprache wieder. Jemand ist uns zu nahe getreten – wir sind verschnupft. Wir haben die Nase voll – etwas ist uns zu viel. Wir können jemanden nicht mehr riechen – er ist uns schon längere Zeit auf unangenehme Weise zu nahe, oder eine Situation hat uns gestunken – die Riechfähigkeit ist durch die Erkrankung stark einge-

Baummeditation

- Stellen Sie sich vor, aus Ihren Fußsohlen wachsen Wurzeln in den Boden. Spüren Sie die Erdverbundenheit.
- Fühlen Sie, wie Wasser und Nährstoffe aus dem Boden aufgenommen werden.
- Strecken Sie ganz langsam Ihre Arme nach oben.
- Visualisieren Sie das Sonnenlicht auf Ihren Zweigen und Blättern.
- Bleiben Sie einige Minuten in dieser Meditation.

schränkt oder gar nicht möglich. Die Symptome der Sinusitis verlangen von uns, dass wir uns Luft machen, die Nase frei machen, ausschnauben und wieder tief atmen.
Auf der persönlichen Ebene heißt das, wir sollen uns endlich aus der Situation befreien, die uns so lange belastet hat. Das Maß – hier die Nase – ist voll. Wenn Sie unter einer Nebenhöhlenentzündung leiden, fragen Sie sich, ob es in Ihrem Leben eine Situation gibt, mit der Sie schon lange unzufrieden sind. Gibt es zweifelhafte Kompromisse, bei denen Ihre Bedürfnisse zu kurz kommen? Haben Sie genug Luft, das heißt Freiraum, um sich herum? Was stinkt Ihnen? Wo müssten Sie sich durchbeißen (Kiefernhöhlenentzündung, Zähneknirschen) und geben doch immer nach?

Die richtigen Mudras für die Nebenhöhlen

Die Mahasirs-Mudra oder große Kopf-Mudra (Seite 58) kann Ihnen auch bei Nebenhöhlenent-

Yogaübung »Baum« – für inneres und äußeres Gleichgewicht

- Stellen Sie sich mit geschlossenen Füßen hin.
- Strecken Sie die Arme zur Seite.
- Formen Sie mit den Händen die Prithivi-Mudra (Seite 51).
- Beugen Sie das rechte Bein ein, und legen Sie den Fuß in Kniehöhe an den linken Oberschenkel. Das rechte Knie zeigt zur Seite.
- Sobald Sie einen sicheren Stand haben, strecken Sie die Hände über den Kopf.
- Richten Sie den Blick nach oben. Atmen Sie ruhig und tief in den Bauch.
- Bleiben Sie ruhig stehen, solange Sie können. Es sollten mindestens fünf Atemzüge sein.
- Senken Sie nun langsam Fuß und Hände. Wiederholen Sie mit dem linken Fuß.
- Diese Übung sollten Sie zweimal pro Seite ausüben.
- Nehmen Sie sich im Anschluss Zeit für die Baummeditation (Seite 81).

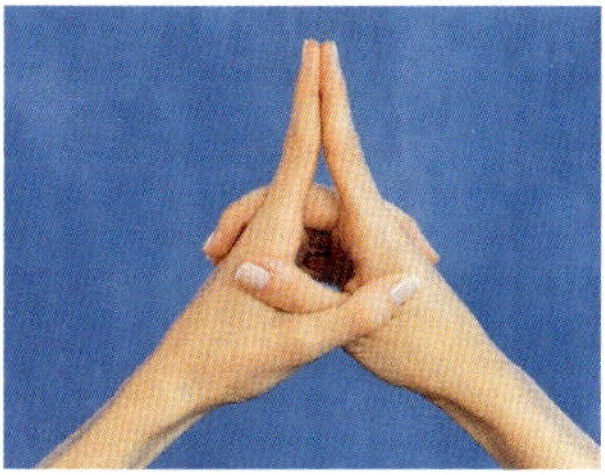

Mit der Ksepana-Mudra können Sie sich leichter entspannen.

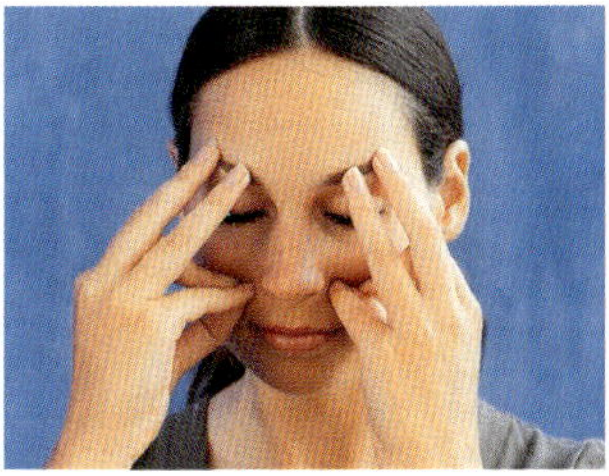

Die Sinusitis-Mudra sorgt für freie Nebenhöhlen.

zündungen helfen. Wenden Sie sie mehrmals täglich für mindestens 10 Minuten an.
Ergänzen Sie diese Übung, indem Sie danach die Ksepana-Mudra – die Geste des Loslassens – und die Pran-Mudra – auch Lebens-Mudra (Seite 28) genannt – anschließen, die Sie weitere 5 Minuten üben.

Ksepana-Mudra

- Strecken Sie die Zeigefinger, und legen Sie diese aufeinander.
- Die Daumen überkreuzen sich, die anderen Finger sind verschränkt.
- Zwischen den Handflächen ist ein Hohlraum. Halten Sie die Hände locker nach unten.
- Atmen Sie etwa 10 bis 15 Atemzüge, und betonen Sie die Ausatmung.
- Die Ksepana-Mudra regt die Ausscheidung über Dickdarm, Schweiß und Atemluft an.
- Nehmen Sie danach frischen Atem und neue Energie auf. Strecken Sie dazu die Arme nach oben. Die Handflächen zeigen dabei zum Himmel.
- Nun atmen Sie tief ein, wobei die Betonung auf der Einatmung liegt.
- Üben Sie beide Haltungen 3-mal im Wechsel.

Um den Abfluss des Sekrets aus den Nasengängen zu erleichtern und wieder frei atmen zu können, ist es wichtig, das Wasser-Element und das Luftelement zu stärken. So ist meine Sinusitis-Mudra entstanden. Probieren Sie sie doch mal aus.

Sinusitis-Mudra

- Legen Sie die Spitzen von Zeigefinger und kleinem Finger auf die Daumenspitzen und drücken Sie leicht.
- Eine Variation dieser Haltung wäre: Legen Sie mit dieser Geste

die beiden mittleren Finger auf die Mitte der Augenbrauen und die drei zusammengefügten Fingerspitzen auf die Wangen.

- Lassen Sie den Kopf dabei leicht nach unten hängen, um den Sekretfluss zu erleichtern. Dadurch werden die Kopfschmerzen gemildert, die mit einer Sinusitis einhergehen.

Stress im Alltag

Um sich wirklich entspannen zu können, ist es notwendig, alle Dinge des Alltags loszulassen. Doch gerade dieses Loslassen fällt vielen Menschen schwer. Lernen Sie, sich zu lösen und fallen zu lassen. Ein simples Ballspiel eignet sich gut, diese Fähigkeit zu trainieren.

Loslassübung

- Nehmen Sie einen kleinen Ball.

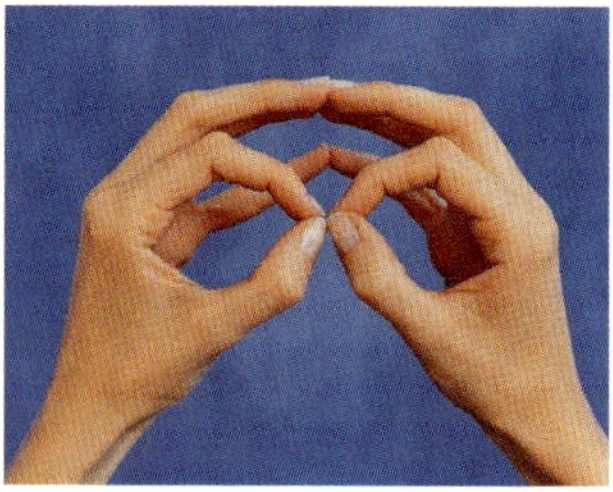

Alltagsstress meistern Sie mit der Tiefenentspannungs-Mudra.

- Während Sie ihn im Bogen von einer Hand in die andere werfen, sprechen Sie die Worte: »Werfen – Fangen.«
- Nun lassen Sie den Ball bewusst fallen. Sagen Sie laut und deutlich: »Loslassen.«
- Üben Sie dies täglich etwa 10 Minuten.
- Danach schütteln Sie Ihren Körper kräftig aus.

Die richtigen Mudras zur Entspannung

Im Anschluss an die Loslassübung mit dem Ball halten Sie die Ksepana-Mudra – die Geste des Loslassens (Seite 83). Üben Sie diese Mudra aber nicht zu lange, da sonst auch unverbrauchte Energie abfließt.

Tiefenentspannungs-Mudra

- Schließen Sie die Augen, und richten Sie Ihren inneren Blick auf die Nasenwurzel – Ihr Drittes Auge.
- Bilden Sie mit Daumen und Zeigefinger einer jeden Hand einen Kreis, und legen Sie die Fingerspitzen der übrigen Finger auf die der anderen Hand.
- Die beiden Kreise berühren sich an den Verbindungspunkten.
- Diese Mudra wirkt tief entspannend, sie löst zudem Spannungen im Kopf und fördert die Schlafbereitschaft.

Übelkeit

Übelkeit ist ein Symptom, dass vielerlei Ursachen haben kann. Daher muss man zunächst herausfinden, was die Übelkeit verursacht hat. So können ein Sehfehler oder eine falsche Brille den Gleichgewichtssinn stören und zu Übelkeit führen. Auch ein beginnender Hörsturz, der sich jedoch häufig mit gleichzeitigem Ohrgeräusch und Schmerzen ankündigt, kann für das Symptom verantwortlich sein. Eine verspannte Nackenmuskulatur, ein verdorbener Magen, eine Infektionskrankheit, ein Tumor oder eine Schwangerschaft sind weitere Gründe, die zu Übelkeit führen können. Obendrein ist vielen Menschen während einer Reise übel.

Die richtigen Mudras bei Übelkeit

Dem Sonnengott Pushan ist die Pushan-Mudra (Seite 60) geweiht. Sie wirkt ausgleichend auf das vegetative Nervensystem, regt die Ausscheidung an und entgiftet.
In der unten beschriebenen Variation der Pushan-Mudra aktiviert die rechte Hand die Energien im Beckenboden. Die linke Hand sorgt dafür, dass diese Energie nach oben steigen kann. Diese

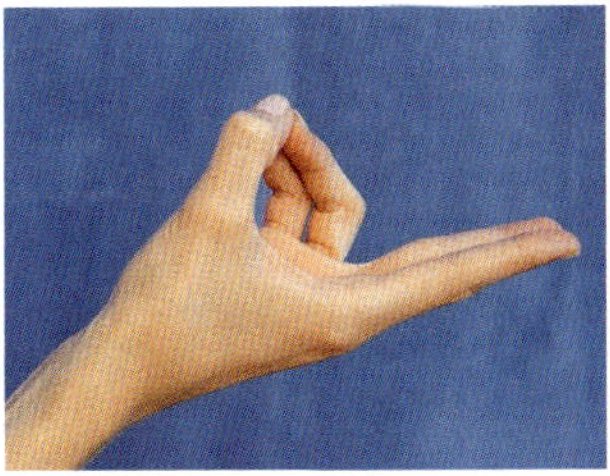

Die Pushan-Mudra-Variation hilft gegen Übelkeit.

Version der Pushan-Mudra verbessert die Gehirntätigkeit, was auch wissenschaftlich – per Elektroenzephalogramm(EEG) – nachgewiesen werden konnte.

Pushan-Mudra-Variation

- Der Daumen der rechten Hand berührt die Spitzen von Ringfinger und kleinem Finger, der rechte Zeige- und Mittelfinger sind gestreckt.
- Daumen, Mittelfinger und Ringfinger der linken Hand berühren sich an den Spitzen. Die anderen Finger sind gestreckt.

Wechseljahre

Frauen sind viel deutlicheren hormonellen Schwankungen ausgesetzt als Männer. Diese durchlaufen zwar auch einen Zyklus, doch bei Frauen treten dessen Auswirkungen viel deutlicher zu Tage.

Aus ayurvedischer Sicht beginnt mit den Wechseljahren die Vata-Zeit des Alters. Das Luftelement übernimmt die Führung. Pitta, das Feuerelement, nimmt dabei stetig ab. Die Energien der Frau sind im Umbruch. Eine Zeit lang bestehen Ungleichgewichte, die Hitzewallungen, Schweißausbrüche und Hautirritationen, trockene Schleimhäute, eine geschwächte Libido und eine verstärkte Neigung zu Osteoporose bewirken können. Auch Schlaflosigkeit und nervöse Störungen können auftreten.
Bereits bei den ersten Symptomen der beginnenden Wechseljahre, beispielsweise einem unregelmäßigen Zyklus, emotionaler Unausgeglichenheit, depressiven Verstimmungen und Hitzewallungen, ist es für Frauen sehr empfehlenswert, alle sauren und scharfen Speisen zu meiden. Zitrusfrüchte, Tomaten, Alkohol, Kaffee, Käse, Joghurt und scharfe Gewürze wie Chili, Pfeffer und Meerrettich bringen die Energien noch mehr aus dem Gleichgewicht.
Bevorzugen Sie stattdessen milde Gewürze und Küchenkräuter wie Koriander, Kurkuma, Ingwer, Fenchel und Basilikum. Essen Sie täglich etwas Knoblauch und Kresse. Im Frühjahr bietet sich Bärlauch an, der ebenso wie Koriander die Kanäle öffnet. Frische Milch, Hülsenfrüchte, Nüsse und Trockenfrüchte sind ebenfalls sehr zu empfehlen. Sie schenken wertvolle Vitalstoffe und unterstützen die Verjüngung des Körpers.

Die richtigen Mudras in den Wechseljahren

Viele Frauen leiden in den Wechseljahren unter Schweißausbrüchen und Hitzewallungen. Wenn diese nachts auftreten, können daraus schwere Schlafstörungen entstehen.
Hier hilft Ihnen die kühlende Atmung (Seite 99) in Verbindung mit der Ksepana-Mudra (Seite 83). Halten Sie die Mudra während der Atemübung so, dass die Zeigefinger zum Boden zeigen. Auf diese Weise wird überschüssige Hitze abgeleitet.
Gegen Wassereinlagerungen im Gewebe hilft die Wasser-Mudra (Seite 44). Dazu sollten sanfte Bürstenmassagen in Richtung Herz den Lymphfluss unterstützen.
Ist der Schlaf gestört und leiden Sie unter nervösen Störungen, dann glätten Sie vor dem Schlafengehen Ihre Aura (siehe Auraglätten, Seite 90) und üben eine entspannende Mudra, beispielsweise die Tiefenentspannungs-Mudra (Seite 84) oder die Hakini-Mudra (Seite 34).

Verbesserung des Wohlbefindens

Mit der Dynamischen Mudra können Sie Ihr Wohlbefinden erstaunlich verbesseren. Sie wirkt entspannend und ausgleichend, verbessert die Konzentration und die Lernfähigkeit. Besonders bei Schulkindern mit Lernschwierigkeiten fördert sie über die Fingerbeweglichkeit die geistige Beweglichkeit und macht Spaß. Sie sorgt dafür, dass im Gehirn neue Verbindungen der Nervenzellen entstehen und die Zusammenarbeit der Gehirnhälften gestärkt wird.

Dynamische Mudra

- Bei dieser Mudra wird nacheinander beim Einatmen eine Fingerspitze an die Daumenspitze gelegt. Beim Ausatmen werden die Finger wieder gestreckt, und Sie sprechen dazu ein kleines Mantra:
- Daumen- und Zeigefingerspitzen – dazu das Mantra »Saaa«
- Daumen- und Mittelfingerspitzen – dazu das Mantra »Taaa«
- Daumen- und Ringfingerspitzen – dazu das Mantra »Naaa«
- Daumenspitze und Spitze des kleinen Fingers – dazu das Mantra »Maaa«
- Danach drückt der Daumen auf die Fingernägel. Die Mantras sind die gleichen wie im ersten Durchgang.
- Nun drückt der Daumen auf den ganzen Finger, und die Fingerspitze drückt in die Handmitte.

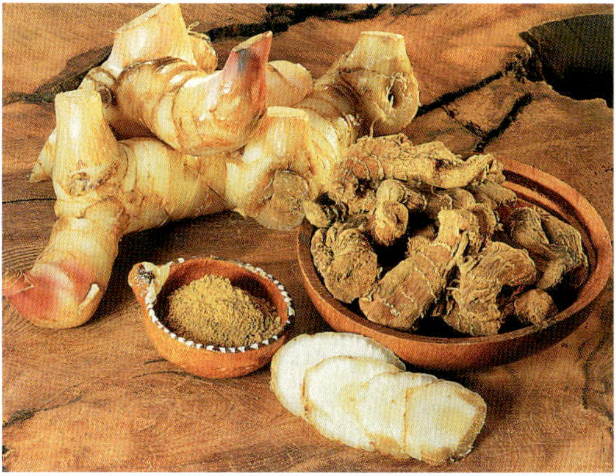

Greifen Sie während der Wechseljahre zu milden Gewürzen und Kräutern.

Wunscherfüllung

Die Kuberna-Mudra bringt Sie Ihrem Ziel näher. Wenn sich der Wunsch nicht sofort erfüllt, ist der Zeitpunkt nicht der richtige oder die Motivation ist fragwürdig. Dann bleibt die Wunscherfüllung aus oder verzögert sich.

Die richtige Mudra zur Wunscherfüllung

Diese Mudra ist dem Gott des Reichtums – Kuberna – gewidmet. Kuberna verdeutlicht den unendlichen Reichtum des Universums, der für jeden alles bereithält, was er zu seinem Glück braucht.

Kuberna-Mudra

- Beugen Sie den kleinen Finger und den Ringfinger zur Handmitte, sodass die Nägel den Daumenballen berühren.
- Mittelfinger, Zeigefinger und Daumenspitzen berühren sich.
- Schließen Sie die Augen, und formulieren Sie deutlich und in positiver Wortwahl Ihren Wunsch.
- Wenn Sie mögen, machen Sie sich ein Bild davon, wie sich Ihr Wunsch erfüllt.
- Wichtig: Vergessen Sie den Wunsch erst einmal wieder. Zu viel darüber nachzudenken und auf die Erfüllung zu lauern blockiert diese.

Mudras für den Alltag gestalten

Mudras für die eigenen Bedürfnisse des Alltags zu gestalten ist ganz einfach und kann viel Freude bereiten.

Mudras selbst kreieren

Um eine eigene Mudra zu kreieren, sollten Sie sich zunächst einmal genau über die Wirkung klar werden, die Sie damit erzielen wollen.

- Was ist Ihr Ziel?
- Welche Elemente sollen gestärkt oder reduziert werden, um dies zu erreichen?
- Welche Handreflexzonen können mit einbezogen werden?
- In welcher Form können sie mit einbezogen werden?

Die eigene Fingerhaltung finden

Wenn Sie nach diesen Überlegungen eine Fingerhaltung gefunden haben, gehen Sie in Ihrer Erinnerung in eine Situation, in der Sie das gewünschte Wohlbefinden schon einmal hatten. Lassen Sie sich Zeit, dieses Gefühl ganz deutlich werden zu lassen. Dann nehmen Sie die gefundene Fingerhaltung ein und behalten diese bei, bis das erinnerte Gefühl langsam nachlässt.

Lösen Sie die Fingerhaltung sofort, und wiederholen Sie den Vorgang nach einer kurzen Pause 3- bis 4-mal. Auf diese Weise lernt Ihr Körpersystem das positive Gefühl mit der neuen Mudra in Verbindung zu bringen. Es ist nun bestrebt, bei der Ausübung der Mudra die Voraussetzungen für das gewünschte Wohlbefinden herzustellen.
Formulieren Sie eine positive Affirmation zu Ihrer Unterstützung. Bei Kopfschmerzen könnte eine solche Affirmation beispielsweise folgendermaßen lauten: »Meine Gedanken sind frei und klar. Ich finde leicht eine Lösung für mein Problem.«

Mudras mit Kindern

Kinder haben Spaß an Fingerspielen. Daher kann man ihnen ganz leicht und spielerisch Mudras beibringen und ihnen mit einer kleinen Geschichte die Wirkung erklären.
Vielleicht ist Ihr Kind ein kleiner Weltraumabenteurer. Erzählen Sie ihm von einem Planeten in einer fernen Galaxie, wo die Bewohner zur Heilung ihrer Krankheiten Fingerhaltungen ausüben. Oder Sie erzählen von einer Waldfee, die in einem alten Baum auf einer Lichtung wohnt und auf diesem Wege die Zwerge in ihrem Wald heilt. Kinder lieben es, ihre Fantasie spielen zu lassen, und sind für solche kleinen Geschichten sehr empfänglich.
Auch einem Baby, das selbst noch keine Mudra halten kann, können Sie mit den Fingerhaltungen helfen, wenn es unruhig ist, Blähungen hat oder Zähne bekommt. Nehmen Sie ihr Baby auf den Arm, und halten Sie seine kleinen Händchen sanft in den Ihren. Formen Sie spielerisch eine Mudra mit den Fingern des Babys, und halten Sie diese, solange Ihr Baby es sich gerne gefallen lässt.

Eine Mudra-Folge für den Alltag

Beginnen Sie den Tag mit einer Mudra-Folge. Je nachdem, wie viel Zeit Sie morgens haben, können Sie die Übungen mit ein bisschen Yoga erweitern.

- Glätten Sie zuerst Ihre Aura (siehe Auraglätten, Seite 90).

Nun stellen Sie sich hüftbreit hin, und legen Sie die Hände zur Geste des Gebets zusammen.

- Halten Sie sie vor die Mitte der Brust.
- Führen Sie die Hände nun langsam nach oben über den Kopf.
- Strecken Sie sich kräftig hoch, und breiten Sie die Arme aus, als wollten Sie die Sonne umarmen.

Auraglätten

- Stellen Sie sich locker hin, die Beine sind hüftbreit.
- Beugen Sie sich vor, und streichen Sie mit den Handflächen von Ihren Fußknöcheln aus entlang der Innenseiten Ihrer Beine.
- Dann streichen Sie über den Vorderkörper nach oben, bis zum Kinn.
- Drücken Sie nun für einen Moment auf den Punkt in der Kinnmitte.
- Streichen Sie dann vom Steiß den Rücken hinauf, so hoch Sie können.
- Nehmen Sie die Hände über den Kopf und streichen den restlichen Rücken hinauf, über den Scheitel und das Gesicht.
- Drücken Sie auf die Mitte der Oberlippe.
- Streichen Sie nun aus den Achselhöhlen heraus die Arme entlang, über die Handinnenflächen, die Hand- und Armoberseiten zur Schulter.
- Drücken Sie das Ohrläppchen kurz und fest.
- Wechseln Sie zum anderen Arm.
- Zum Schluss streichen Sie von den Achseln aus an der Körperaußenseite nach unten und atmen laut auf »Huu« aus.
- Dies 3-mal wiederholen.

- Sprechen Sie dabei: »Mit Freude begrüße ich den neuen Tag.«
- Nun führen Sie die Hände wieder vor die Brust.
- Beugen Sie sich vor, lassen Sie die Arme herunterhängen, und berühren Sie mit den Händen den Boden.
- Dann gehen Sie langsam in den Fersensitz.
- Legen Sie die Hände zur Jnana-Mudra (Seite 30) locker auf Ihre Oberschenkel, und atmen Sie bei geschlossenen Augen zehn tiefe Atemzüge.
- Wechseln Sie nun zur Pran-Mudra (Seite 28).
- Halten Sie diese ebenfalls für zehn Atemzüge.
- Schließen Sie daran eine Mudra Ihrer Wahl an, die Sie gleichfalls weitere zehn Atemzüge lang halten.
- Beenden Sie jetzt die Mudra-Folge mit der Dynamischen Mudra (Seite 87).

Dhauti – die innere Reinigung

In der westlichen Welt wird viel Wert auf die äußerliche Reinheit des Körpers gelegt. Den inneren Körper regelmäßig zu reinigen ist jedoch ebenfalls wichtig. Dazu zählen die Atemwege und der Magen-Darm-Trakt. Eine regelmäßige Reinigung des Körperinneren verhindert die Entwicklung vieler Krankheiten und regt die Organtätigkeit an. Besonders Menschen mit chronischen Nasennebenhöhleninfekten, Verstopfung, Atembeschwerden und Allergien sollten dies beachten.

Die Reinigung der Atemwege

Beginnen Sie die innere Reinigung mit der Reinigung der Atemwege. Sie können mit den folgenden Reinigungen und Spülungen Infekten wie Erkältungen vorbeugen, die Symptome bei Heuschnupfen verringern, die Durchblutung im Kopf fördern und so Kopfschmerzen und Schwindelgefühlen entgegenwirken u. v. m.

Jalneti – die Nasenspülung

Am besten besorgen Sie sich für die Spülung der Nase ein Nasenkännchen. Sie bekommen es in Apotheken und Drogerien. Sie können auch eine kleine Teekanne verwenden.

Ausführung

- Füllen Sie ein Glas mit Wasser, und geben Sie 1/2 Teelöffel Emser Salz oder Meersalz hinzu. Wenn das Salz aufgelöst ist, füllen Sie das Wasser in das Kännchen.
- Stellen Sie fest, durch welches Nasenloch Sie leichter atmen können. In dieses Nasenloch führen Sie vorsichtig den Schnabel des Kännchens ein.
- Neigen Sie den Kopf leicht nach vorn und zur Seite, bis das Wasser von alleine durch das andere Nasenloch wieder herausläuft.
- Atmen Sie dabei gleichmäßig und ruhig durch den Mund.
- Wiederholen Sie diesen Vorgang mit dem anderen Nasenloch, nachdem Sie den Schleim vorsichtig ausgeschnaubt haben.
- Nun trocknen Sie die Nase, indem Sie sich von der Taille aus nach vorne beugen, bis der Kopf ganz unten hängt. Bleiben Sie etwa 30 Sekunden in dieser Haltung, bis das restliche Wasser aus den Nasengängen herausgeflossen ist. Atmen Sie in dieser Haltung mehrmals kräftig ein und aus.
- Dann richten Sie sich wieder auf und verschließen mit dem Daumen ein Nasenloch. Atmen

Sie schnell und heftig durch das freie Nasenloch. Betonen Sie dabei die Ausatmung.

- Wiederholen Sie dies mit dem anderen Nasenloch. Nun sollte das Wasser völlig entfernt sein.

Wirkung

Auf diese Weise reinigen Sie Ihre Atemwege von Staub und Pollen sowie von Verkrustungen und Schleim. Sie beugen Erkältungen vor und reduzieren die Beschwerden bei Heuschnupfen.

Kapala Bati – Beseitigung von Schleim

Da wir mit Wasser nicht jeden Winkel erreichen können, nehmen wir die Luft zu Hilfe. Wir lösen den Schleim und bringen ihn zum Abfließen, indem wir einen starken Luftstrom durch unsere Atemwege schicken.

Ausführung

- Stehen Sie aufrecht.
- Schließen Sie für einen Moment die Augen, und entspannen Sie alle Körperglieder.
- Öffnen Sie die Augen.
- Atmen Sie nun so schnell wie möglich durch beide Nasenlöcher ein und aus, ohne zu pausieren.
- Der Brustkorb ist bei dieser Übung vollkommen ruhig, da die Luft im oberen Bereich der Atemwege bleibt.
- Üben Sie höchstens 20 bis 30 Sekunden, sonst wird Ihnen unwohl. Halten Sie ein Taschentuch für den austretenden Schleim bereit.
- Üben Sie, so oft es Ihnen angenehm ist, jedoch nicht weniger als 1-mal wöchentlich und nicht öfter als 2-mal täglich.

Wirkung

Durch diese Übung wird die Blutzirkulation im Kopf angeregt. Die Gesichtshaut wird gereinigt, Kopfschmerzen und Schwindel, die durch Mangeldurchblutung entstanden sind, werden beseitigt und die Atemwege gründlich gereinigt.

Jihwa Shodha – die Zungenreinigung

Zähneputzen alleine genügt nicht, um alle bakteriellen Beläge aus dem Mundraum zu entfernen. Gerade an der Zungenwurzel sammelt sich ein Teil des Schmutzes und des Schleims, wodurch es auch zu unangenehmem Mundgeruch kommen kann.

Daher sollte man morgens nach dem Zähneputzen die Zunge bis zur Wurzel mit einem Zungenschaber oder der Zahnbürste reinigen. Dadurch werden auch die Geschmacksnerven angeregt und die Differenzierung verschiedener

Geschmäcker intensiviert. Besonders Rauchern ist diese Zungenreinigung dringend zu empfehlen. Führen Sie Jihwa Shodha zu Beginn nur morgens aus, wenn der Magen leer ist.

Ausführung

- Putzen Sie gründlich die Zähne, und spülen Sie den Mund gut mit Wasser aus.
- Nehmen Sie den Zungenschaber oder die Zahnbürste, und kratzen Sie damit von hinten nach vorn den Belag von der Zunge.
- Setzen Sie so weit hinten wie möglich an. Anfänglich kann Brechreiz auftreten. Sie gewöhnen sich jedoch rasch an diese Übung, und der Brechreiz lässt nach.

Wirkung

Durch die gründliche Reinigung der Mundhöhle können viele Infekte vermieden werden. Bakterien können nicht mehr durch den Rachen in die Nase aufsteigen.

Die Reinigung der Verdauungsorgane

Die innere körperliche Reinigung ist ebenso wichtig wie die spirituelle Reinigung. Dafür stehen Ihnen einige einfache Übungen zur Verfügung.

Klistier – die innere Reinigung

Die innere Reinigung des Dickdarms mit Hilfe eines Klistiers sollte 2-mal jährlich durchgeführt

Für die Reinigung der Haut

Seifen und Duschgels trocknen die Haut zu stark aus. Sogar in Ölseifen ist der Ölgehalt zu gering, um eine ausreichende Rückfettung und den Schutz des Säuremantels der Haut zu gewährleisten.
Kochen Sie homogenisierte Milch auf kleiner Flamme so lange, bis sie eindickt. Mischen Sie so viel Mandelpulver darunter, bis eine weiche Creme entsteht. Reiben Sie diese Creme in Gesicht und Körper mit sanften Massagebewegungen ein. Lassen Sie die Creme ein paar Minuten einwirken, und spülen Sie sie mit lauwarmem Wasser ab.
Für eine schnelle Gesichtsmaske mischen Sie Sahne und Mandelpulver.
Diese Behandlung eignet sich für alle Hauttypen.

werden. Unter der Bezeichnung »Reise-Irrigator« sind handliche Behälter mit Schlauch und Spitze zum sanften Einführen in den Darm im Handel erhältlich.
Wenn Sie unter häufigen Verstopfungen leiden und übergewichtig sind, können Sie das Klistier auch häufiger (bis zu 2-mal wöchentlich) anwenden.

Ausführung

- Füllen Sie den Behälter mit lauwarmem Salzwasser, Kräutertee oder Kamillensud. Hängen Sie ihn etwa 1,5 m über dem Boden auf, sodass ein gutes Gefälle entsteht.
- Legen Sie sich möglichst bequem auf ein Badelaken, und entspannen Sie sich durch tiefe Atemzüge in den Bauch.
- Spannen Sie den Schließmuskel einige Male an, und lockern Sie ihn dann bewusst wieder.
- Wenn Sie sehr verspannt sind, kann es schon nach Einführung einer geringen Wassermenge zu Stuhldrang kommen. Beginnen Sie einfach von vorn, nachdem Sie sich entleert haben.
- Führen Sie die Schlauchspitze vorsichtig in den Darm ein. Fetten Sie sie vorher mit Vaseline ein, das ist angenehmer.
- Nun öffnen Sie das Verschlussventil und lassen das Wasser in den Darm einfließen.
- Atmen Sie dabei ganz ruhig und gleichmäßig.
- Wenn alles Wasser im Darm ist, machen Sie eine »Kerze« bzw. Sarvangasana (Seite 42). Dadurch läuft das Wasser tiefer in den Darm.
- Dann gehen Sie ein bisschen umher, damit sich das Wasser noch mehr im Darm verteilen und ihn durchspülen kann.
- Halten Sie das Wasser so lange wie möglich, bevor Sie sich entleeren.

Wirkung

Auf diese Weise werden Stuhlreste, die an den Darmwänden kleben, beseitigt. Das Blut wird gereinigt, Verstopfungen entfernt und die Darmtätigkeit angeregt. Aufgestaute Blähungen gehen ab, Fäulnisprozesse werden reduziert.

Laghoo Shanhaprakshalana – die Magen-Darm-Wäsche

Diese Übung wird am frühen Morgen mit nüchternem Magen durchgeführt. Warten Sie danach mindestens eine halbe Stunde, bis Sie wieder Nahrung zu sich nehmen.
Menschen mit Magen- oder Darmgeschwüren sollten diese Übung nicht ausführen. Menschen mit Bluthochdruck sollten Wasser ohne Salz verwenden.

Wenn Sie nicht gerne Wasser trinken, können Sie auch abgekühlten Kräutertee verwenden. Sorgen Sie abschließend für eine Zufuhr von Mineralstoffen, wenn Sie kein Salzwasser trinken.

Ausführung:

- Trinken Sie 2 Glas leicht gesalzenes Wasser. Führen Sie danach die unten beschriebenen Übungen 8-mal aus.
- Trinken Sie weitere 2 Glas Wasser. Machen Sie wieder 8-mal die fünf Übungen.
- Wiederholen Sie dies noch ein drittes Mal.
- Dann gehen Sie zur Toilette. Bleiben Sie entspannt, und warten Sie etwa 1 Minute auf die Entleerung. Es macht nichts, wenn diese noch ausbleibt.
- Trinken Sie wieder 2 Glas Wasser, und führen Sie die Übungen aus.
- Gehen Sie wieder zur Toilette. Zuerst entleert sich die Blase in steigenden Mengen, später wird Stuhl entleert, zum Teil schon mit Flüssigkeit. Fahren Sie so lange fort, bis aus Blase und Darm nur noch Wasser entleert wird. Im Durchschnitt sind 16 bis 25 Glas Wasser dazu notwendig.
- Für die Magen-Darm-Wäsche brauchen Sie gute zweieinhalb bis 3 Stunden. Sie können eine kleine Pause für eine Meditation einlegen. Bei sehr starkem Stuhlverhalten kann die Darmtätigkeit durch eine sanfte Massage des Enddarms mit dem gefetteten Zeigefinger angeregt werden.

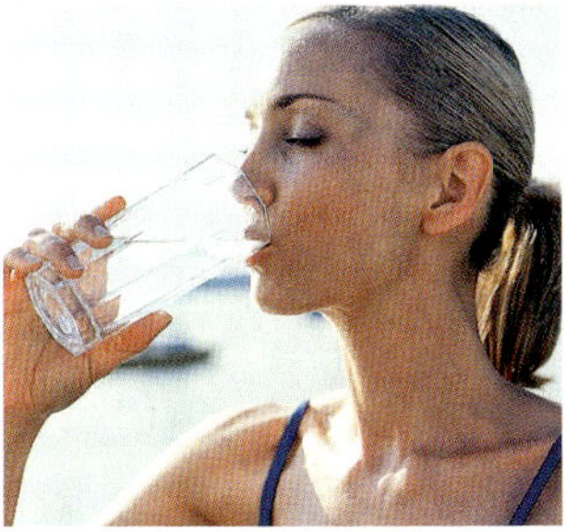

Für die Magen-Darm-Wäsche trinken Sie leicht gesalzenes Wasser.

1. Tadasana - die Himmelsstreckung

- Stehen Sie aufrecht, die Beine etwas auseinander.
- Strecken Sie die Arme über den Kopf, die Handflächen nach oben.
- Blicken Sie zu den Händen.
- Heben Sie die Fersen, als würden Sie nach oben gezogen.
- Strecken Sie den ganzen Körper.

2. Tyriaka Tadasana – der vom Wind bewegte Baum

- Strecken Sie die Arme über den Kopf wie im Tadasana.

- Beugen Sie sich je 8-mal von der Taille aus zuerst nach rechts und dann nach links.
- Sie spüren eine Dehnung in der Seite.
- Dann stellen Sie sich ruhig hin und entspannen.

3. Kati-Chakrasana-Variation – die Taillendrehung

- Stehen Sie aufrecht, die Füße etwas mehr als hüftbreit auseinander.
- Strecken Sie die Arme seitwärts aus.
- Drehen Sie den Oberkörper zur rechten Seite. Dabei bringen Sie den rechten Arm zur linken Schulter, der linke Arm umschlingt Ihren Rumpf.
- Wiederholen Sie zur linken Seite mit sanft fließenden Bewegungen.

4. Tiraka Bhujangasana – Kobratwist

- Legen Sie sich flach und entspannt auf den Bauch.
- Heben Sie langsam Kopf und Schultern vom Boden, und stützen Sie sich mit den Armen hoch, bis diese gestreckt sind.
- Stellen Sie die Zehen an.
- Nun drehen Sie langsam den Oberkörper, bis Sie die Füße sehen können.
- Blicken Sie auf die Ferse des entgegengesetzten Fußes.
- Drehen Sie danach in die andere Richtung.
- Kommen Sie zurück in die Bauchlage.

5. Udarakarshan Asana – die Bauchmassage

- Gehen Sie in Hockstellung, die Hände liegen flach auf den Knien.
- Beugen Sie das linke Knie vor den rechten Fuß auf den Boden. Dabei drehen Sie den Oberkörper so weit wie möglich nach rechts. Die Hände bleiben auf den Knien, der Blick geht über die rechte Schulter – ausatmen.
- Mit der Einatmung zurück in die Ausgangsposition.
- Mit der Ausatmung zur anderen Seite üben.
- Wenn Sie nicht gut in die Hocke gehen können, setzen Sie sich auf einen Stuhl und ziehen kräftig den Bauch ein. Danach lassen Sie ihn locker und wölben ihn vor.
- Atmen Sie aus, wenn Sie ihn einziehen, und ein, wenn Sie ihn lockern.

Wirkung

Die Übung wird Menschen empfohlen, die an chronischer Verstopfung, Blähungen, Übersäuerung und Verdauungsbeschwerden leiden. Sie regt auch die Nieren- und Blasenfunktion an und verhindert Nierensteine.

Pranayama – die Lebenskraft des Atmens

Die Lebensspanne eines Menschen hängt zu einem Großteil davon ab, wie er atmet. Jemand, der schnell und hektisch atmet, lebt kürzer als ein Mensch, der in tiefen und ruhigen Atemzügen atmet. Langsame Atmung und langsamer Herzschlag gehören genauso zusammen wie ein schneller Atem und ein schneller Herzschlag.
Die Yogis des Altertums entdeckten die Zusammenhänge zwischen Atemrhythmus und Lebensdauer zuerst bei den Tieren. Tiere mit langer Lebenserwartung wie der Wal, der Elefant und die Schildkröte atmen langsamer und haben einen langsameren Herzschlag als z. B. Hasen, Vögel und Katzen.
Es ist auch die äußere Umgebung, die den Atem beeinflusst. Wenn wir wütend oder erregt sind, atmen wir deutlich schneller, als wenn wir ruhig und zufrieden sind. Herz-Kreislauf-Erkrankungen und Störungen der inneren Organe treten bei Menschen, die durch zu viel Stress ständig schneller atmen, viel häufiger auf als bei zufriedenen und gelassenen Menschen.

Im Swara Yoga, dem Studium des Atems, wird beobachtet, welches Nasenloch bei der Atmung vorrangig benützt wird. Der Luftstrom durch das jeweilige Nasenloch beeinflusst die Gemütslage des Menschen. Bei körperlicher Tätigkeit überwiegt die rechte Seite, bei geistigen Tätigkeiten ist es die linke Seite der Nase. Man sagt, der Luftstrom wechselt etwa alle 60 Minuten, um den wechselnden Tätigkeiten des Menschen Rechnung zu tragen.

Der Fluss des Atems

Die Spanne des Atems, also wie weit der Atem aus der Nase ausfließt, wird in Angul gemessen. Ein Angul bezeichnet die Breite eines Fingers, der vor die Nase gehalten wird.
Diese Tabelle zeigt die Weite des Atems, je nach Gemütsverfassung:

- Normal: 6 Anguls
- Emotional angespannt: 12 Anguls
- Beim Singen: 16 Anguls
- Beim Essen: 20 Anguls
- Beim Gehen: 24 Anguls
- Beim Schlafen und in der Meditation: 30 Anguls
- Beim Sex: 36 Anguls
- Beim Sport: 36 Anguls

Tagsüber ist das Einatmen stärker betont. In der Nacht überwiegt das Ausatmen und damit das Loslassen von den täglichen Pflichten.

Atemübungen für ein gesundes Leben

Pranayama ist die Kontrolle der Lebenskraft durch die Atmung. Die gezielten Atemübungen regen den gesamten Organismus an und wirken sich äußerst positiv auf die Funktionen des Nervensystems aus.

Ergänzen Sie Ihr Mudra-Yoga durch regelmäßige Atemübungen. Sie werden erstaunt sein über die tief greifende Wirkung dieser Übungen.

Surya Bhedana Pranayama – die wechselseitige Atmung

Diese Atemübung beruhigt das Nervensystem, hilft bei Schlaflosigkeit, entspannt und erfrischt den Körper, lindert Kopfschmerzen, reinigt das Blut, fördert die Verdauung, regt den Appetit an und hilft bei Depressionen und Angstzuständen.

Ausführung

- Setzen Sie sich zu Beginn in eine Meditationshaltung oder – wenn Sie können – in den japanischen Fersensitz.
- Anderenfalls setzen Sie sich gerade auf einen Stuhl.
- Die Füße stehen parallel auf dem Boden.
- Heben Sie die rechte Hand, und verschließen Sie mit dem Ringfinger das linke Nasenloch.
- Atmen Sie durch das rechte Nasenloch ein. In Gedanken zählen Sie dabei langsam bis 4. Halten Sie den Atem 2 bis 4 Sekunden an.
- Öffnen Sie dann das linke Nasenloch, und atmen Sie 4 bis 8 Sekunden lang aus, während Sie mit dem Daumen das rechte Nasenloch verschließen.
- Atmen Sie nun durch das linke Nasenloch 4 Sekunden lang ein und halten den Atem 2 bis 4 Sekunden an.
- Atmen Sie dann durch das rechte Nasenloch 4 bis 8 Sekunden wieder aus. Dabei verschließen Sie wieder das linke Nasenloch mit dem Ringfinger.
- Nun haben Sie einen Atemturnus geübt. Wiederholen Sie diese Übung mindestens 5-mal oder mindestens 10 Minuten, wenn Sie unter Schlaflosigkeit oder Angstzuständen leiden.
- Führen Sie als Ergänzung zur Wechselatmung die Shakti-Mudra aus (Seite 56).
- Wenn Sie Mühe haben, in einen ruhigen Atemrhythmus zu kommen, erzwingen Sie nichts.

Atmen Sie so, wie es für Sie angenehm ist, und üben Sie weiter. Mit der Zeit wird sich ein gleichmäßiger Rhythmus einstellen, und die Atempausen werden gelingen.

Sitali Pranayama – die kühlende Atmung

Die kühlende Atmung wirkt erfrischend und fiebersenkend. Sie reinigt das Blut, wirkt vorbeugend gegen Atembeschwerden, hilft den Appetit zu zügeln und reguliert die Verdauung.

Ausführung

- Setzen Sie sich wie oben beschrieben hin.
- Strecken Sie die Zunge bis an die Lippen vor, und formen Sie eine Rinne. Dies ist nicht jedem möglich, da die Fähigkeit zur Rinnenform der Zunge genetisch bedingt ist.
- Wenn Sie also keine Rinne formen können, so formen Sie den Mund zu einem kleine »O«, während Ihre Zunge an den Lippen ist.
- Nun atmen Sie zischend ein. Halten Sie etwa 5 Sekunden den Atem an. Dann atmen Sie durch die Nase wieder aus.
- Wiederholen Sie diese Übung 5-mal.
- Führen Sie begleitend die Apan-Mudra aus (Seite 44).

Sama Ortti Pranayama – die Tiefenatmung

Die Tiefenatmung ist eine wertvolle Übung, um die Abwehrkräfte zu stärken, das Blut zu reinigen sowie Lunge und Zwerchfell zu stärken. Sie beruhigt das Nervensystem, wirkt gegen Trägheit und Depressionen und vitalisiert den gesamten Organismus. Obendrein sorgt sie für neue Energie, besonders, wenn sie in Verbindung mit der Prithivi-Mudra (Seite 51) angewendet wird.

Ausführung

- Nehmen Sie wieder die Grundhaltung ein. Sitzen Sie aufrecht, damit der Brustkorb gerade und weit ist. So können Sie leichter atmen.
- Atmen Sie ganz langsam durch die Nase ein. Nehmen Sie sich gut 5 Sekunden lang Zeit, um die untere Lungenhälfte zu füllen. Dehnen Sie dabei Brust und Bauch weit aus.
- Nun konzentrieren Sie sich darauf, die obere Lunge zu füllen. Dabei dehnt sich die Brust, der Bauch wird straff.
- Halten Sie etwa 5 Sekunden lang den Atem an.
- Atmen Sie danach ganz langsam vollständig aus.
- Wiederholen Sie diese Übung 4- bis 5-mal.

Agnisar Kriya – die Feuerübung

Machen Sie diese Übung mit mindestens 4 Stunden Abstand zur letzten Mahlzeit. Die Feuerübung beseitigt Blähungen, Verstopfungen und Leberträgheit. Obendrein werden dabei sämtliche Organe des Unterleibs gestärkt.
Menschen mit Bluthochdruck, Herzproblemen und Geschwüren in Magen und Zwölffingerdarm sollten diese Übung nicht ausführen!

Ausführung

- Gehen Sie in den Fersensitz.
- Nehmen Sie nun die Knie so weit wie möglich auseinander, die Zehen sind so dicht wie möglich zusammen.
- Legen Sie die Hände auf die Knie, die Arme sind gestreckt.
- Beugen Sie sich leicht vor, öffnen Sie den Mund und strecken die Zunge weit heraus.
- Während Sie nun schnell durch den Mund ein- und ausatmen, dehnen Sie gleichzeitig den Unterleib aus und ziehen ihn wieder zusammen. Bauchbewegung und Atmung sollen in einem harmonischen Rhythmus sein.
- Atmen Sie insgesamt 25-mal ein und aus.

Bhramari Pranayama – das Bienensummen

Diese Atemübung entspannt den Kopf und insbesondere das Gehirn. Daher ist sie für Menschen, die unter Spannungskopfschmerzen leiden, sehr zu empfehlen. Sie löst Ärger, Wut und Ängste. Der Blutdruck wird gesenkt, die Stimmbänder und der Kehlkopf werden sanft massiert und damit Halskrankheiten gelindert.

Ausführung

- Setzen Sie sich bequem hin, entweder in eine Meditationshaltung oder aufrecht auf einen Stuhl, mit den Fußsohlen am Boden. Wirbelsäule und Kopf sind gerade und aufrecht.
- Schließen Sie die Augen, und entspannen Sie Ihren Körper.
- Schließen Sie auch den Mund, und halten Sie ihn während der gesamten Übung geschlossen.
- Atmen Sie durch die Nase ein. Halten Sie den Atem an, und senken Sie das Kinn zur Brust. Gleichzeitig spannen Sie die Schließmuskeln an.
- Nach etwa 5 Sekunden lösen Sie die Spannung in den Schließmuskeln, heben das Kinn und lockern den Kiefer, ohne den Mund zu öffnen.
- Verschließen Sie die Ohren mit den Zeigefingern, und atmen Sie

langsam durch die Nase aus. Dabei erzeugen Sie einen lang anhaltenden Summton in der Kehle, wie eine Biene.

- Dies ist eine Runde. Beginnen Sie mit 5 Runden. Steigern Sie diese ganz allmählich.
- Wichtig: Die Übung darf nicht in Rückenlage ausgeführt werden.

Energie-Atmung im Gehen

Einige Pranayama-Übungen können im Gehen geübt werden und helfen, neue Energie zu bekommen, die Lungen zu trainieren, Erkältungen und Allergien vorzubeugen und Gelassenheit zu entwickeln.
Diese Übung können Sie überall üben, wo Sie längere Strecken zu gehen haben. Auf dem Weg zur Arbeit, in einem langen Flur und, wenn es nicht anders möglich ist, auch durch Gehen am Platz, z. B. vor einem geöffneten Fenster.

Ausführung

- Atmen Sie 3 Schritte lang ein. Atmen Sie dabei in den Bauch, und wölben Sie diesen beim Einatmen nach außen.
- Halten Sie 3 Schritte lang die Luft an.
- Atmen sie 3 Schritte lang aus, der Bauch wird dabei eingezogen.
- Halten Sie 3 Schritte lang die Luft an.
- Das ist eine Runde. Üben Sie etwa 5 bis 10 Runden bzw. solange es angenehm ist.
- Ergänzen sie die Übung durch einfache, gedachte Mantras.

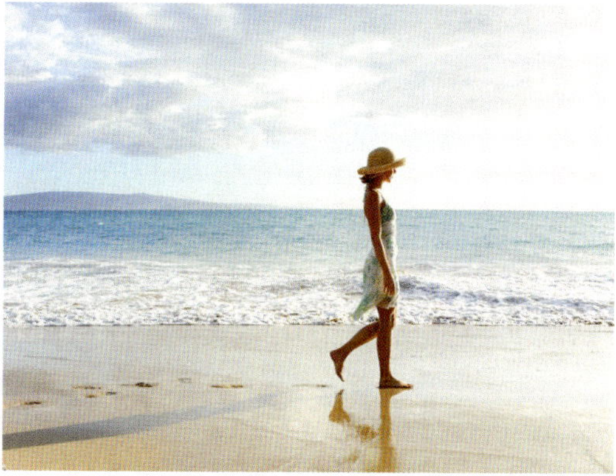

Üben Sie Pranayama-Übungen auch im Gehen.

Beispiele für Mantras während der verschiedenen Phasen der Energieatmung sind:

- Beim Einatmen: »Ich nehme neue Lebensfreude auf.«
- Beim Anhalten: »Ich bin erfüllt von Energie.«
- Beim Ausatmen: »Ich bin locker und gelassen.«
- Beim Anhalten nach dem Ausatmen: »Ich bin die Ruhe und die Kraft.«

Ashwini Mudra – die Mudra der Lebenskraft

Diese Atemübung ist gleichzeitig eine Mudra. Sie hilft, zu neuer Kraft und positiver Lebenseinstellung zu gelangen, besonders dann, wenn die Zeiten unruhig sind und viel von Ihnen fordern. Sie macht den Geist wach und aufnahmefähig. Die Lebensenergien im Körper werden aktiviert und harmonisiert.
Auf der körperlichen Ebene ist sie gut zur Vorbeugung gegen Prostataleiden, Menstruationsprobleme, Inkontinenz und Hämorrhoiden. Sie normalisiert die Sexualenergie und ist auch in der Schwangerschaft empfehlenswert. Schwangere sollten allerdings bei der Übung nicht die Luft anhalten, sondern normal weiteratmen.
Sie können diese Mudra täglich üben, 1- bis 3-mal am Tag, jeweils 1 bis 4 Runden.

Ausführung

- Setzen Sie sich in aller Ruhe hin, und schließen Sie dabei die Augen.
- Atmen Sie 2- bis 3-mal tief und gleichmäßig wie folgt in den Bauch:
- Atmen Sie 3 bis 4 Sekunden lang, und wölben Sie dabei den Bauch vor. Dann atmen Sie 3 bis 4 Sekunden lang aus und ziehen dabei den Bauch ein.
- Atmen Sie nun bequem ein, und füllen Sie dabei die Lungen zu drei Viertel an.
- Halten Sie die Luft an.
- Beim Anhalten ziehen Sie die Beckenbodenmuskeln zusammen. Dies halten Sie zwei Sekunden lang, dann lösen Sie sie wieder.
- 2 Sekunden lang entspannt bleiben.
- Nun erneut anspannen, 2 Sekunden halten, wieder loslassen.
- Nach 2 bis 3 Wiederholungen wieder ausatmen.
- Dies ist eine Runde.
- Atmen Sie 3 bis 4 Atemzüge ruhig und normal.
- Nun die nächste Runde beginnen.
- Führen Sie etwa 3 bis 4 Durchgänge aus, bis Sie merken, wie eine angenehme Energie Sie ganz durchdringt.
- Halten Sie ergänzend die Apan-Vayu-Mudra (Seite 54).

Praktische Tipps und Rezepte zur Heilung

Unterstützend zu Mudras, Yoga- und Atemübungen können Sie nachfolgende Liste zurate ziehen.

Die Beschwerden von A bis Z

Von Arthrose bis zu Zahnproblemen – diese Tipps und Rezepte fördern die Heilung.

Arthrose

Bei akuten Beschwerden können Sie durch Umschläge mit Schwedenkräutern – in der Apotheke oder im Reformhaus erhältlich – oder mit dem homöopathischen Mittel Symphytum Erleichterung verschaffen. Besprechen Sie bitte die Wahl der Potenz dieses Mittels mit Ihrem Homöopathen.
Arthrose kann auch die Folge einer chronischen Darmentzündung sein. Andere chronische Entzündungen, beispielsweise der Zähne, der Rachenmandeln und der Stirn- und Nasennebenhöhlen, sind ebenfalls als Auslöser rheumatischer Beschwerden bekannt. Bevor Ihnen starke Medikamente verordnet werden, lassen Sie sich bitte genauestens untersuchen.

Atemwegserkrankungen

Die Yogaübung »Kerze« (Seite 42) stärkt die Lungen und fördert ihre Durchblutung. Bei wiederholten Atemwegserkrankungen ist der Aufenthalt in jodhaltiger Luft zu empfehlen.
Auch Inhalationen mit Kamille, Pfefferminze und Meersalz bringen Erleichterung. Üben Sie Pranayama (Seite 97).

Bronchien

Sorgen Sie dafür, dass die Raumluft – insbesondere während der Heizperiode – nicht zu trocken ist. Eine trockene Nasenschleimhaut ist nicht in der Lage, eindringende Krankheitserreger abzuwehren. Auch Kopfdampfbäder mit 1 Tropfen Pfefferminzöl, Kamille oder Emser Salz wirken positiv auf die Befeuchtung der Atemwege und stärken die Abwehrkraft.

Candidabefall der Scheide und des Darms

Ein Geheimrezept gegen Candidabefall ist die Einnahme von Camphora Urtinktur in etwas heißem Wasser (3 bis 7 Tropfen auf ein kleines Glas Wasser). Der Pilzbefall verschwindet erstaunlich schnell. Milchsaure Sitzbäder unterstützen obendrein die Flora der Schleimhäute.

Depressionen

In der Kräuterheilkunde hat sich Johanniskraut als Therapeutikum gut bewährt. Besonders bei der so genannten Winterdepression ist es ein wirklich hilfreiches Mittel. Lichtduschen im Solarium oder zu Hause mit einer Speziallampe hellen ebenfalls die Stimmung auf. Ernähren Sie sich überwiegend durch warme Speisen.

Darm

Die Basis der Gesundheit ist ein gesunder Darm. Achten Sie deshalb auf eine Ernährung, die Ihre Darmflora unterstützt. Gesäuerte Milchprodukte, milchsaures Gemüse wie Salzschneidebohnen und Sauerkraut, auch Darmreinigungskuren mit Heilerde und Obstessig sollten zur regelmäßigen Gesundheitsvorsorge dienen. Blaubeeren wirken positiv bei Darmentzündungen.

Entgiftung und Entschlackung

Probieren Sie einmal einen Entschlackungstee aus je 20 g Salbei, Pfefferminze, Holunderblüten und Brennnessel.
Trinken Sie davon 3-mal täglich eine große Tasse. Auch Sanddornsaft und Sauerkrautsaft sind empfehlenswert. Regen Sie die Lymphe durch Bürstenmassagen an.

Gallenleiden

Stellen Sie einen Löwenzahnblütenschnaps her:
Nehmen Sie 30 bis 35 Löwenzahnblüten, und gießen Sie diese mit einer Flasche Korn (32 % Vol.) auf.
Diese Mischung 4 Wochen lang ziehen lassen. Nach einem schweren Essen ein kleines Glas davon trinken.

Hautkrankheiten

Bei unreiner und leicht entzündeter Haut hilft eine Hautmaske aus Quark, Sahne, Honig und Arnikatinktur. So stellen Sie sie selbst her:
1 Esslöffel Quark, 1 Teelöffel Sahne, 1 Teelöffel Honig, 5 Tropfen Arnikatinktur verrühren und auf die Haut auftragen.15 Minuten einwirken lassen.
In akuten Fällen täglich anwenden, sonst 1-mal im Monat. Sie können 1 Tropfen Teebaumöl hinzufügen, wenn Sie es vertragen.

Kopfschmerzen

In der chinesischen Medizin unterscheidet man zwischen dem »Fülleschmerz« und dem »Leereschmerz«. Diese Begriffe deuten auf ein Ungleichgewicht der Energie im Kopf hin. So deutet ein heißes, rotes Gesicht auf Fülle

hin. Drücken Sie in diesem Fall mit einem Zahnstocher die untere Ecke des Großzehnagels an der Seite zum zweiten Zeh mehrere Minuten lang.
Bei Leere üben Sie die Yoga-Asana »Das zusammengerollte Blatt« (Seite 38) oder die Universalübung für Körper, Geist und Seele »Kerze« (Seite 42).

Leber

Zur Unterstützung der Leberfunktion sind Schwedenkräuter hervorragend geeignet. Diese Kräutermischung, die von den schwedischen Ärzten Dr. Urban Hjärne (1641 –1724) und Dr. Samst entwickelt wurde, können Sie getrocknet kaufen und selber mit Alkohol – Weinbrand – oder Wasser – dann ist die Mischung nur begrenzt haltbar – ansetzen oder fertig kaufen.
Schwedenkräuter sind vielseitig in der Anwendung. Als Umschläge helfen sie auch bei Verspannungen, Entzündungen, Hautunreinheiten und Warzen.

Magenleiden

Wenn Sie zu viel Alkohol getrunken haben, nehmen Sie am besten Heilerde vor dem Zubettgehen. So beugen Sie dem Kater vor. Die Heilerde bindet Giftstoffe im Darm und reguliert die Produktion der Magensäure.
Bei Reisen in südliche Länder gehört Heilerde in die Reiseapotheke, um Durchfallerkrankungen vorzubeugen. Auch bei Hauterkrankungen wie Akne und Ekzemen hat sie sich bewährt.

Nieren

Frischer Koriander ist bekannt dafür, die Nierenkanälchen offen zu halten. Sollten Sie unter Stauungen oder Nierengrieß leiden, kann ein Essen mit frischem Koriander Erleichterung bringen.
Doch denken Sie bitte daran, viel zu trinken, um den Grieß auszuschwemmen.
Ein altes Hausmittel bei Nierenbeschwerden und Steinbildung ist der Rettich. Er enthält schwefelhaltige Senföle, die die Nierenfunktion unterstützen.

Ohren

Alle Laucharten wirken durch ihre antibakteriellen Inhaltstoffe positiv auf den Gehörbereich. Besonders bei Ohrenproblemen bei Kindern helfen Zwiebelpäckchen auf den Ohren oder eine klein geschnittene Zwiebel, die im Zimmer steht. Der Dunst der Zwiebeln hält die Nase frei.
Das homöopathische Komplexmittel »Otowoven« bringt Sekrete zum Abfluss und erzielt bei beginnender Mittelohrentzündung positive Wirkung.

Schlafstörungen

Das homöopathische Mittel Coffea hilft bei Einschlafstörungen durch Gedankenfülle. Im akuten Fall nehmen Sie alle 2 Stunden 5 Kügelchen der Potenz D12, mindestens über einen Zeitraum von 3 Tagen.
Bei Nervosität empfiehlt sich das Schüßler-Salz Kalium phosphoricum (Nr. 5). Es wirkt ausgleichend und nervenstärkend.
Ausgleichend und beruhigend wirkt auch das Auraglätten (Seite 90). Ergänzen Sie es mit der passenden Mudra.

Sinusitis

Bereiten Sie sich eine Hühnerbrühe aus einem frischen Stück Huhn, Brust, Flügel oder Keule zu.
Geben Sie eine geriebene Karotte und etwas frische Petersilie und ein Stück frischen Ingwer dazu.
Aufkochen und abschäumen lassen. Dann 2 Stunden auf kleiner Flamme simmern.
Brühe durch ein Sieb gießen. Frisches Gemüse in die Brühe geben und 10 Minuten ziehen lassen.
Mit etwas Salz und Pfeffer abschmecken.
Essen oder trinken Sie die Brühe (mindestens 250 ml) so heiß wie möglich. Die Nase reagiert mit starkem Schleimfluss darauf.

Übelkeit

In der chinesischen Medizin wird bei Übelkeit Ingwer empfohlen. Frisch oder als Pulver auf etwas Wasser löst Ingwer die Übelkeit schnell auf.

Zähne

2 TL Arnikawurzeln in 1/2 l Wasser 15 Minuten kochen.
Den Sud in eine dunkle Flasche füllen.
Zur besseren Haltbarkeit 50 ml Obstessig dazugeben.
Nach dem Zähneputzen den Mund damit spülen.
So wird das Zahnfleisch gefestigt, Verletzungen durch die Zahnbürste oder Zahnseide heilen besser, und die Mundflora wird unterstützt.

Affirmationen

Affirmationen sind positive Leitsätze, die uns im Alltag genauso gut unterstützen wie ein Mantra in der Meditation. Ähnlich dem Mantra werden die Leitsätze längere Zeit wiederholt – entweder laut gesprochen, gesungen oder gedacht.
Für eine Affirmation werden ausschließlich positive Formulierungen verwendet. Worte wie »nicht«, »kein«, »nie« und negative Bezeichnungen der Situatio-

nen oder Verhaltensweisen, die Sie ablegen wollen, sollten Sie auf keinen Fall gebrauchen.

Beispiele positiver Affirmationen

Ein Beispiel für einen solchen positiven Leitsatz ist: »Ich atme frei, reine Luft beglückt mich.« Im Gegensatz dazu sollten Sie die nachfolgende Formulierung nicht für Ihre Affirmation verwenden: »Ich rauche nicht mehr, ich brauche keine Zigaretten.«
Im zweiten Satz wird das Bewusstsein auf das Laster fixiert. Das Lösen davon wird erschwert.

Bei Sorgen und Unsicherheiten

Ich bin offen für das Leben. Ich nehme an, was mir gegeben wird.

Bei Minderwertigkeitsgefühlen

Ich liebe mich so, wie ich bin.

Bei Ängsten vor unbekannten und neuen Situationen

Ich bin offen und bereit für Veränderung.

Bei Schwierigkeiten, Entscheidungen zu treffen und für sich einzustehen

Es ist gut für mich, jetzt eigene Entscheidungen zu treffen.

Ganz allgemein zur Verbesserung des Lebensgefühls

Ich bin gesund und lebensfroh.

Bei Minderwertigkeitsgefühlen im Beruf

Ich achte mich selbst genauso wie meinen Vorgesetzten.

Bei Perfektionismus

Ich lasse los von allem Wollen und Müssen. Ich bin im Fluss des Lebens.

Bei unbestimmten Ängsten

Ich vertraue dem Leben und seinen Geschenken.

Bei Groll und Wut

Friede ist in mir und in meinen Mitmenschen.

Bei Belastungen und Krankheiten

Ich bin frei von allem, was mich früher belastet hat.

Bei Ängsten

Leicht und froh lasse ich Altes los und heiße alles Neue willkommen .

Bei Übergewicht

Ich bin in meinem schönen Körper zu Hause. Ich nähre ihn mit Liebe und bin satt.

Die Mudras auf einen Blick

Mudra	Organe	Wirkungsgebiet
Apan	Galle, Geschlechtsorgane	Entgiftung
Apan-Vayu (Lebensretter)	Herz	Herznotfall
Atem-Mudra	Lunge	Asthma, hilft ausatmen
Atmanjali	Gesamt-organismus	Beruhigung
Bhramara (Biene)	Immunsystem	bei Infekten, Autoimmunerkrankungen
Bhudi (Flüssig-keits-Mudra)	Blase	stärkt die Blase
Chin/Gyan	Kopf, Geist	reguliert den Schlaf, fördert Ausgeglichenheit, wirkt blutdrucksenkend
Dhyani	Nervensystem	beruhigend und ausgleichend
Dynamische Mudra Fingerübung		Allgemeinbefinden, Konzentration, Freude
Ganesha	Herz	bei Herzrhythmusstörungen
Gyan/Chin	Kopf, Geist	reguliert den Schlaf, fördert Ausgeglichenheit, wirkt blutdrucksenkend
Hakini	Lunge	lockert das Zwerchfell, vertieft den Atem
Kalesvara	Kopf	beruhigt die Gedanken

Mudra	Organe	Wirkungsgebiet
Ksepana	Nebenhöhlen, Stirnhöhle	Entspannung
Kuberna spirituelle Mudra		Wunscherfüllung
Linga (aufgerichtete Mudra)	Bronchien	wärmt den Körper, fördert das Schwitzen, bei Husten
Maha-Sakral (große Becken-Mudra)	Darm, Galle, Hämorrhoiden	bei allen Bauchbeschwerden, Gallestau
Mahasirs	Kopf, Stirnhöhle, Nebenhöhlen	bei allen Erkrankungen im Kopfbereich
Makara	Niere	gibt Energie und Zuversicht
Mukula	Galle, Leber, Lunge	gibt Energie an die betroffenen Organe, löst Stauungen
Mushti	Haut	Aggression, Hautekzem
Pran	Kopf	Antriebsschwäche, macht Kopf klar, Erkältung
Prithivi (Erd-Mudra)	Haut	fördert die Reinheit und Durchblutung der Haut
Pushan	Leber	bei Übelkeit
Rücken-Mudra	Rücken	bei Rückenschmerzen
Rudra	Magen, Milz, Pankreas	bei Magenstörungen, Gastritis, reguliert Milz und Pankreas
Shakti	Gesamt-organismus	Beruhigung, Einschlafen

Mudra	Organe	Wirkungsgebiet
Shanhk (Muschel-Mudra)	Hals, Kehlkopf gut für die Stimme	bei Hals- und Rachenentzündungen
Shunya (Himmels-Mudra)	Ohren Ohrenschmerzen	bei Schwerhörigkeit,
Sinusitis-Mudra	Stirnhöhlen, Nebenhöhlen	schleimlösend
Surabhi	Arthrose	verbessert die Beweglichkeit
Tiefen-entspannungs-Mudra	Gesamt-organismus	vertieft und beruhigt den Atem, Entspannung
Tratanka	Kopf, Geist/Gehirn	fördert die Konzentration
Tse	Energiesystem	wirkt stimmungsaufhellend, bei Depressionen
Ushas	Energiesystem, Hormondrüsen	bei Energiemangel, Hormonstörungen
Varja	Magen, Milz, Pankreas	bei Kreislaufschwäche, niedrigem Blutdruck, Schwindel, Schlappheit
Varuna	Bronchien, Magen	reguliert die Schleimproduktion
Vayu (Wind-Mudra)	Dickdarm	bei Bauchschmerzen, Blähungen
Wasser-Mudra	Galle	stärkt den Flüssigkeitshaushalt, Entgiftung

Literatur

Christiansen, Andrea: Leichter Leben mit Yoga 2004
– YogaPilates 2004
– Blitz-Yoga 2005
– Pilates für zwischendurch 2005
– Noch mehr Blitz-Yoga 2006
– Kleiner Einsteigerkurs YogaPilates 2006
– Kleiner Einsteigerkurs Pilates 2006
(alle erschienen im Urania Verlag, Stuttgart)
– Ayurveda, Gondrom Verlag Bindlach 2007
– Nimm Dein Leben selbst in die Hand – 12 Schritte zu Glück und Erfolg, BoD Norderstedt 2007
Dahlke, Rüdiger: Krankheit als Sprache der Seele, Goldmann Verlag München 1997
Dahlke, Rüdiger/Detlefsen, Thorwald: Krankheit als Weg, Goldmann Verlag München 2000
Da Silva, Kim: Gesundheit in unseren Händen, Droemer Knaur Verlag München 2000
Govinda, Kalashatra: Altlas der Chakras, Südwest Verlag München 2002
Govinda, Kalashatra: Chakra Praxisbuch, Südwest Verlag München 2002
Grüber, Dr. Isa: Kinesiologie – Energie für Körper und Seele, Südwest Verlag München 2002
Hirschi, Gertrud: Mudras – Yoga mit dem kleinen Finger, Hermann Bauer Verlag Freiburg i. Breisgau 2002
Hirschi, Gertrud: Neue Mudras – Erfolg, Gesundheit und Lebensfreude durch Fingeryoga, Hermann Bauer Verlag Freiburg i. Breisgau 2002
Lange, Elisabeth: Gesunder Darm, Südwest Verlag München 2002
Ramm-Bonwitt, Ingrid: Mudras – Geheimsprache der Yogis, Hermann Bauer Verlag Freiburg i. Breisgau 1998
Richter, Isolde: Lehrbuch für Heilpraktiker Urban & Fischer Verlag München 2000
Seifen, Martina: Schwedenkräuter, Econ Verlag München 1998
Tietzte, Henry: Entschlüsselte Organsprache, Droemer-Knauer Verlag München 1993
Zebroff, Kareen: Yoga – Übungen für jeden Tag, Fischer TB-Verlag Frankfurt 1994

Adressen

Ausbildung und Informationen zur Psychokinesiologie: Institut für Neurobiologie nach Dr. Dietrich Klinghardt GmbH, Magirusstr. 21b, 70469 Stuttgart

Levitiertes Wasser: Kristallklar, Industrieweg 28, 25588 Oldendorf

Seminare bei Andrea Christiansen: www.andrea-christiansen.de

Register

F

G

H

J

K

Über die Autorin

Andrea Christiansen ist Heilpraktikerin und Reikimeisterin. Seit 10 Jahren arbeitet sie in ihrer Praxis schwerpunktmäßig im Bereich Psychosomatik. Dabei kommen die Techniken des NLP, der Psychokinesiologie und der medizinischen Hypnose zum Einsatz. Aber auch Körperarbeit wie Yogatherapie sowie Ernährungsberatung nach chinesischer und ayurvedischer Sichtweise gehören zu ihrem Spektrum. Darüber hinaus leitet Frau Christiansen Kurse in Yoga und Pilates. Mudras ergänzen ihre Kurse und Behandlungen. Andrea Christiansen hat mehrere erfolgreiche Bücher zu Gesundheitsthemen und Lebensberatung veröffentlich.
Andrea Christiansen ist verheiratet, hat zwei Söhne und lebt in Hamburg.

Bildnachweis

Lizenzfrei: U1 (Mauritius/Bilderlounge), 11 (Gettyimages/Dex Image/Studio Paggy), 19, 66 (Gettyimages/digital vision/Javier Pierini), 21 (Photodisc), 101 (Jupiterimages/Thinkstock/Ron Chapple); Südwest Verlag, München: 7 (Michael Holz), 9, 12, 15, 24, 27, 28, 29, 31, 32, 33, 34, 35, 36, 37, 39, 40, 41, 43, 44, 47, 51, 53, 54, 55, 56, 57, 58, 61, 64, 67, 69, 71, 76, 79, 83, 84, 85, 95 (Nicolas Olonetzky), 13 (Sabine Lauf), 38 (C. Rehm/A. Sass), 78 (Klaus Arras), 87 Karl Newedel)

Impressum

Redaktion: santé – rédaction
Projektleitung: Birte Schrader
Redaktionsleitung: Karin Stuhldreier
Bildredaktion: Tanja Nerger
Herstellung: Sonja Storz
Umschlag: R.M.E. Eschlbeck/ Kreuzer/Botzenhardt
Producing und DTP/Satz: vm-grafik, Veronika Moga, München

Druck und Bindung: Těšínská Tiskárna, Český Těšín

Printed in the Czech Republic

ISBN: 978-3-517-08353-7
817 2635 4453